二十四节气穴位养生日记

程凯 著

四川科学技术出版社

图书在版编目（CIP）数据

二十四节气穴位养生日记 / 程凯著 .— 成都：四川科学技术出版社，2017.12

ISBN 978-7-5364-8821-2

I. ①二… II. ①程… III. ①经络—养生（中医）IV. ① R224.1

中国版本图书馆 CIP 数据核字 (2017) 第 265051 号

二十四节气穴位养生日记
ERSHISI JIEQI XUEWEI YANGSHENG RIJI

程凯　著

选题产品策划生产机构 | 北京长江新世纪文化传媒有限公司
选题策划 | 金丽红　黎　波　安波舜
责任编辑 | 王赛男　李迎军　　封面设计 | 郭　璐　　媒体运营 | 符青秧
内文制作 | 张景莹　　责任印制 | 张志杰　王会利
法律顾问 | 张艳萍　　版权代理 | 何　红
总 发 行 | 北京长江新世纪文化传媒有限公司
电　　话 | 010-58678881　　传　　真 | 010-58677346
地　　址 | 北京市朝阳区曙光西里甲 6 号时间国际大厦 A 座 1905 室　　邮　　编 | 100028

出　　版 | 四川科学技术出版社
地　　址 | 成都市槐树街 2 号　　邮　　编 | 610031
印　　刷 | 北京中科印刷有限公司
开　　本 | 787 毫米 ×1092 毫米　1/32　　印　　张 | 11.75
版　　次 | 2017 年 12 月第 1 版　　印　　次 | 2017 年 12 月第 1 次印刷
字　　数 | 170 千字
定　　价 | 46.00 元

目录

新年伊始，醒神开窍

方　　法：雀啄百会、四神聪穴。

穴位定位：百会穴，在前发际正中直上5寸，当两耳尖直上，头顶正中；四神聪穴，在百会穴前、后、左、右各旁开1寸处，因共有四穴，故名四神聪。

使用说明：把五指攒成锥状，像是啄木鸟的嘴一样，然后弹击头顶部百会穴、四神聪穴。

百会为诸阳之会，对人的髓海功能的调节、对全身功能状态的调节都具有举足轻重的作用。《太平圣惠方》载："神聪四穴，理头风目眩，狂乱疯痫，针入三分。"现代针灸学记载该穴有镇静安神、清头明目、醒脑开窍的功用，可治疗头痛、眩晕、癫狂、痫症、失眠、健忘、中风、震颤麻痹、脑炎后遗症、内耳眩晕症等疾病。

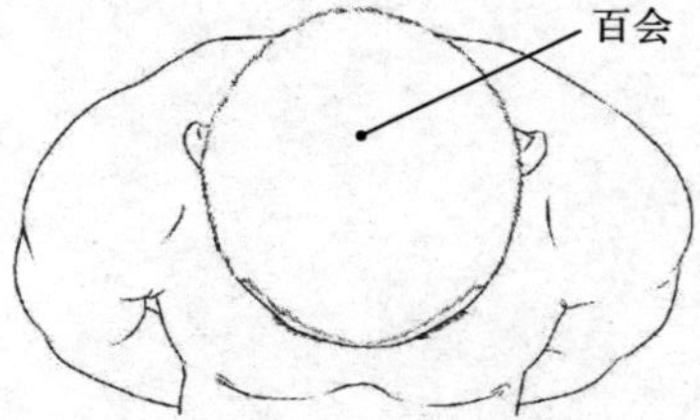

1/JAN 2018

周日	周一	周二	周三	周四	周五	周六	周日	周一	周二	周三	周四	周五	周六	周日	周一	周二	周三	周四	周五	周六
	1	2	3	4	5	6	7	8	9	10	11	12	13	14	15	16	17	18	19	20
	元旦	十六	十七	十八	小寒	二十	廿一	廿二	廿三	廿四	廿五	廿六	廿七	廿八	廿九	三十	12月大	初二	初三	大寒
21	22	23	24	25	26	27	28	29	30	31										
初五	初六	初七	腊八节	初九	初十	十一	十二	十三	十四	十五										

1

2018 年 1 月

星期一

农历十一月十五　　元旦

2

2018 年 1 月

星期二

农历十一月十六

激发经气，预防感冒

方　　法：灸足三里穴。

穴位定位：足三里穴，位于小腿前侧，犊鼻下 3 寸，犊鼻与解溪穴连线上。

使用说明：施灸时将艾条的一端点燃，对准足三里穴，距离皮肤 2~3 厘米，以局部有温热感而无灼痛为宜，灸 10~15 分钟，至皮肤出现红晕为止。一天之中最佳的艾灸时间是上午，因上午阳气生发；晚上 10 点之后最好不要施灸。

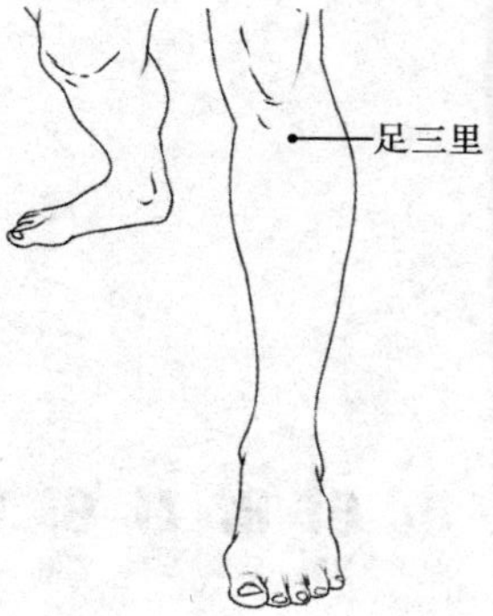

针灸治疗感冒，是通过激发经气、运行气血、协调阴阳，发挥其疏通经络、扶正祛邪的功能，使阴平阳秘，机体恢复到正常状态。足三里穴为足阳明胃经之合穴，是临床常用的有效强壮穴。针灸足三里穴不仅能疏通经络，激发经脉之气，协调阴阳，还能调理中焦，振奋胃气。胃气旺盛则气血得生，从而增强人体抵抗力。故可强身壮体、防病增寿，有预防和治疗感冒的作用。

1 JAN 2018

周日	周一	周二	周三	周四	周五	周六	周日	周一	周二	周三	周四	周五	周六	周日	周一	周二	周三	周四	周五	周六
	1	2	3	4	5	6	7	8	9	10	11	12	13	14	15	16	17	18	19	20
	元旦	十六	十七	十八	小寒	二十	廿一	廿二	廿三	廿四	廿五	廿六	廿七	廿八	廿九	三十	12月大	初二	初三	大寒
21	22	23	24	25	26	27	28	29	30	31										
初五	初六	初七	腊八节	初九	初十	十一	十二	十三	十四	十五										

3

2018 年 1 月

星期三

农历十一月十七

4

2018 年 1 月

星期四

农历十一月十八

肾俞、命门，温补肾阳

方　　法：艾灸肾俞、命门穴。

穴位定位：肾俞穴，位于第 2 腰椎棘突下缘，后正中线旁开 1.5 寸；命门穴，位于腰部第 2 腰椎棘突下凹陷中，后正中线上。

使用说明：将艾绒或艾柱装入温灸盒中，点燃后，将温灸盒放置在背部肾俞、命门穴，进行熨灸，直至所灸部位的皮肤红润为度。一般灸 15~30 分钟。艾灸时家人应在旁边给予帮助，以防止烫伤。

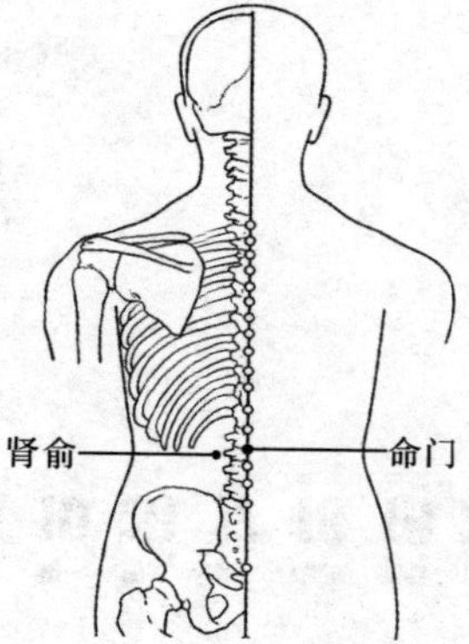

小寒时节，外界温度很低，身体内血管就会收缩，致使回心血量增加，容易出现一些心脑血管的疾病，若再加上体内阳气不足，则动力不足，血行减缓，如此将会更加危险。所以小寒时节艾灸显得更加重要。艾灸肾俞、命门可让体内阳气充盈，使督脉阳气通畅，以防卫外部的寒冷气候对身体产生的负面影响。

1/JAN 2018

周日	周一	周二	周三	周四	周五	周六	周日	周一	周二	周三	周四	周五	周六	周日	周一	周二	周三	周四	周五	周六
	1	2	3	4	5	6	7	8	9	10	11	12	13	14	15	16	17	18	19	20
	元旦	十六	十七	十八	小寒	二十	廿一	廿二	廿三	廿四	廿五	廿六	廿七	廿八	廿九	三十	12月大	初二	初三	大寒
21	22	23	24	25	26	27	28	29	30	31										
初五	初六	初七	腊八节	初九	初十	十一	十二	十三	十四	十五										

5

2018 年 1 月
星期五
农历十一月十九　小寒

6

2018 年 1 月
星期六
农历十一月二十

寒性腹痛，艾灸神阙

方　　法：艾条灸神阙穴。

穴位定位：神阙穴位于上腹部，脐之中央。

使用说明：将艾条点燃后，熏灸神阙穴（肚脐），距离要适当，以舒适无灼痛为度。不断旋转艾条，使腹部产生温热感，直至疼痛消失。此法对寒邪入侵所致腹痛的治疗效果尤为显著。若平时易受凉、腹泻，或经常腹痛，痛时怕冷，则可时常艾灸神阙穴，每次15~20分钟。

神阙，是人体生命最隐秘的要害穴，是人体的长寿大穴，是先天与后天的关键联系点，是先天经络系统的核心。我们以脐为界，上居脾胃后天之本，下居肝肾先天之本，神阙穴居中通于脾胃、肝肾，两者皆治。艾灸可温经散寒，神阙穴可通于后天之本，故艾灸神阙穴治疗寒性腹痛效果极佳。

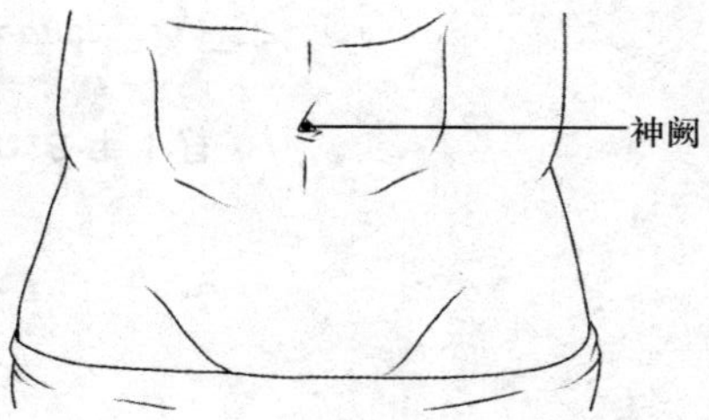

|---|---|---|---|---|---|---|
	1 元旦	**2** 十六	**3** 十七	**4** 十八	**5** 小寒	**6** 二十
7 廿一	**8** 十二	**9** 十三	**10** 廿四	**11** 廿五	**12** 廿六	**13** 廿七
14 廿八	**15** 廿九	**16** 三十	**17** 12月大	**18** 初二	**19** 初三	**20** 大寒
21 初五	**22** 初六	**23** 初七	**24** 腊八节	**25** 初九	**26** 初十	**27** 十一
28 十二	**29** 十三	**30** 十四	**31** 十五			

7
2018 年 1 月
星期日
农历十一月廿一

8
2018 年 1 月
星期一
农历十一月廿二

缓解胃痛，合谷、足三里

方　　法：点按合谷、足三里穴。

穴位定位：合谷穴，属手阳明大肠经腧穴，位于第1、2掌骨之间，当第2掌骨桡侧的中点处。简便取法：以一手的拇指指间关节横纹，放在另一手拇、食指之间的指蹼缘上，当拇指尖下是穴。足三里穴，属足阳明胃经腧穴，位于小腿前侧，犊鼻下3寸，犊鼻与解溪穴连线上。

使用说明：当胃痛发作时，对合谷、足三里穴进行持续的强刺激，直至胃痛缓解。根据三才针法，针刺人部有通经止痛的功效，针刺合谷穴要沿骨膜处刺入。平常自我止痛时，点按合谷穴要向第2掌骨掌侧骨膜用力，以产生明显的酸胀感为度。点按足三里穴时，要使酸胀感传至足部。

《素问·举痛论》说："寒气客于肠胃之间，急引而痛。"寒凉腹痛一般突然发作，病人表现为怕冷，遇冷则疼痛加剧，腹泻或得温后缓解。一旦腹部受了凉又会急性发作。点按合谷、足三里穴可缓解腹痛，同时可用热水袋敷于腹部，或摩肚腹，使腹部产生温热感，提升阳气。

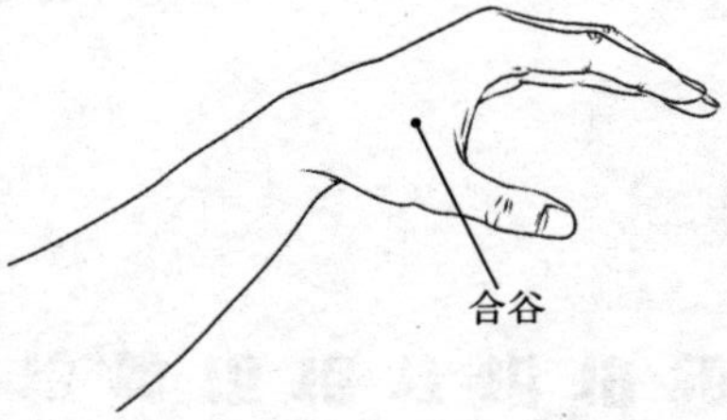

9

2018 年 1 月

星期二

农历十一月廿三

10

2018 年 1 月

星期三

农历十一月廿四

胃肠不适，走罐治疗

方　　法：脾俞、胃俞、大肠俞、小肠俞穴走罐。

穴位定位：脾俞、胃俞、大肠俞、小肠俞穴，分别位于第11胸椎、第12胸椎、第4腰椎、第1骶椎棘突下，后正中线旁开1.5寸。

使用说明：在背部涂适量的刮痧油，选择大小适中的火罐，将罐吸拔于皮肤上，待罐子吸住后，沿脊柱两侧由第12腰椎至第1骶椎，来回反复推拉火罐，至皮肤发红或出现红色瘀点。在瘀点较多的部位进行拔罐，留罐约10分钟。

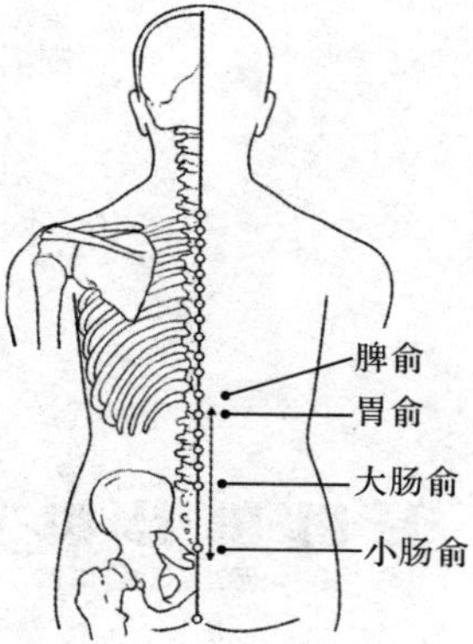

脾俞、胃俞、大肠俞、小肠俞，皆为背俞穴。《类经图翼》说："十二俞……皆通于脏气。"脏腑背俞穴，其位置多与本脏腑相近，与脏腑有着直接的联系，因此当脏腑发生病变时，在相应的背俞穴上可表现出某些异常的变化，如皮肤色泽变化，或按压有结节，或有压痛等。临床可依此协助诊断疾病，同时也是治疗点。

1/JAN 2018

周日	周一	周二	周三	周四	周五	周六	周日	周一	周二	周三	周四	周五	周六	周日	周一	周二	周三	周四	周五	周六
	1	2	3	4	5	6	7	8	9	10	11	12	13	14	15	16	17	18	19	20
	元旦	十六	十七	十八	小寒	二十	廿一	廿二	廿三	廿四	廿五	廿六	廿七	廿八	廿九	三十	12月大	初二	初三	大寒
21	22	23	24	25	26	27	28	29	30	31										
初五	初六	初七	腊八节	初九	初十	十一	十二	十三	十四	十五										

11

2018 年 1 月

星期四

农历十一月廿五

12

2018 年 1 月

星期五

农历十一月廿六

外感初起，刺激大椎

方　　法：搓摩大椎穴。

穴位定位：大椎穴，为督脉腧穴，位于后正中线上，第 7 颈椎棘突下凹陷中。第 7 颈椎为颈后隆起最高者，在低头时容易触及。

使用说明：用食、中、无名指轻揉，压力均匀地放在穴位上，来回搓摩。每次搓摩 10~15 分钟为宜，一天做 1~2 次即可。需要提醒的是，年幼、年老和骨质疏松的人在搓摩过程中手法一定要轻柔，避免损伤颈椎。

大椎穴是手足三阳经与督脉的交会穴，故大椎穴被称为“阳中之阳”，具有统领一身阳气的作用。感受风寒时，会出现怕冷、头晕、脖子僵硬、鼻塞、流涕等症状。对于风寒表实证的感冒，应该振奋护卫肌表的阳气。采取搓摩法等按摩手法，给穴位以温热的刺激，可以增强人体的阳气。

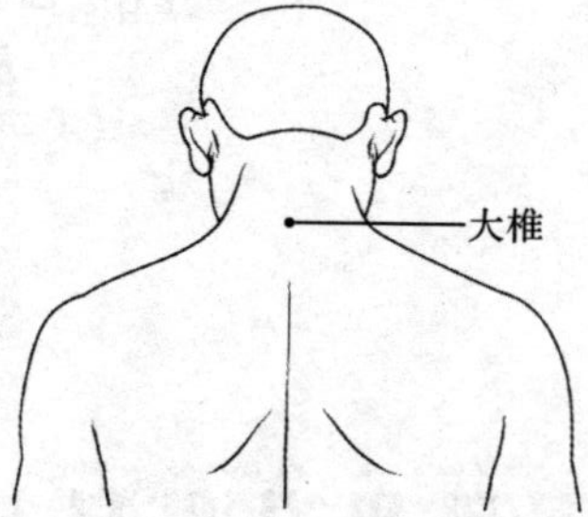

|---|---|---|---|---|---|---|
	1 元旦	**2** 十六	**3** 十七	**4** 十八	**5** 小寒	**6** 二十
7 廿一	**8** 廿二	**9** 廿三	**10** 廿四	**11** 廿五	**12** 廿六	**13** 廿七
14 廿八	**15** 廿九	**16** 三十	**17** 12月大	**18** 初二	**19** 初三	**20** 大寒
21 初五	**22** 初六	**23** 初七	**24** 腊八节	**25** 初九	**26** 初十	**27** 十一
28 十二	**29** 十三	**30** 十四	**31** 十五			

13
2018 年 1 月
星期六
农历十一月廿七

14
2018 年 1 月
星期日
农历十一月廿八

发热无汗，艾灸孔最

方　　法：灸孔最穴。

穴位定位：孔最属手太阴肺经腧穴，位于前臂外侧，腕掌侧横纹上7寸，尺泽与太渊穴连线上。

使用说明：点燃艾条一端，置于孔最穴上，与施灸部位的皮肤并不固定在一定距离，而是像鸟雀啄食一样，一上一下活动地施灸。使温热感沿上臂或向深处传导，直至出汗。

外感发热，却不出汗，且伴有头痛，为风寒表实证的典型症状。《铜人腧穴针灸图经》中记载孔最“治外感发热汗不出，此穴可灸三壮，即汗出”。“孔”指通，代指一切孔道，如汗孔；“最”指第一，最佳，孔最调通孔道的能力最好。可治疗热病汗不出，调皮肤毛孔之开阖，开腠理以发汗。为什么用艾灸？因为火郁而发之，热病时艾灸有助于把热透发出来。

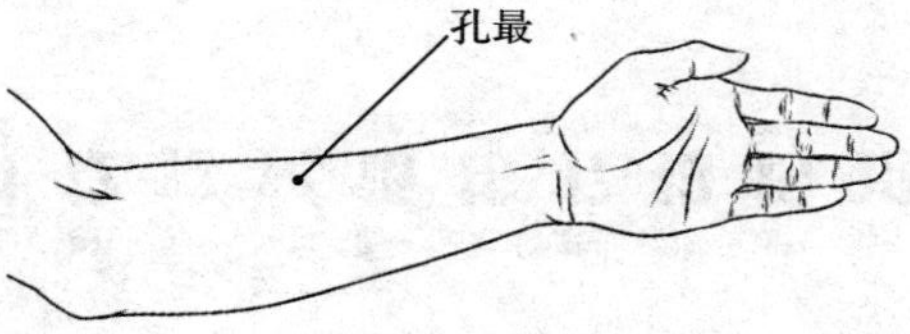

|---|---|---|---|---|---|---|
7 廿一	**8** 廿二	**9** 廿三	**10** 廿四	**11** 廿五	**12** 廿六	**13** 廿七
14 廿八	**15** 廿九	**16** 三十	**17** 12月大	**18** 初二	**19** 初三	**20** 大寒
21 初五	**22** 初六	**23** 初七	**24** 腊八节	**25** 初九	**26** 初十	**27** 十一
28 十二	**29** 十三	**30** 十四	**31** 十五			

15

2018 年 1 月
星期一
农历十一月廿九

16

2018 年 1 月
星期二
农历十一月三十

嗜食寒凉，艾灸至阳

方　　法： 灸至阳穴。

穴位定位： 至阳穴，属督脉腧穴，当后正中线与肩胛下角水平线的交点处，第7胸椎棘突下凹陷中。

使用说明： 若因贪凉感寒或嗜食冷饮造成的寒性胃痛，可用灸法。点燃艾条悬于至阳穴上方，使局部有温热感而不至烫伤皮肤，灸15~20分钟，使局部皮肤微微发红即可。也可将艾条点燃放入艾灸盒，放在背上至阳穴位置。

至阳，至者达也，又极也。人身以背为阳，而横膈以下为阳中之阴，横膈以上为阳中之阳。阳中之阳，即阳之至也，阳气最多。艾灸此穴能调动阳气，温暖脾胃，对于寒性胃痛有非常好的缓解效果。

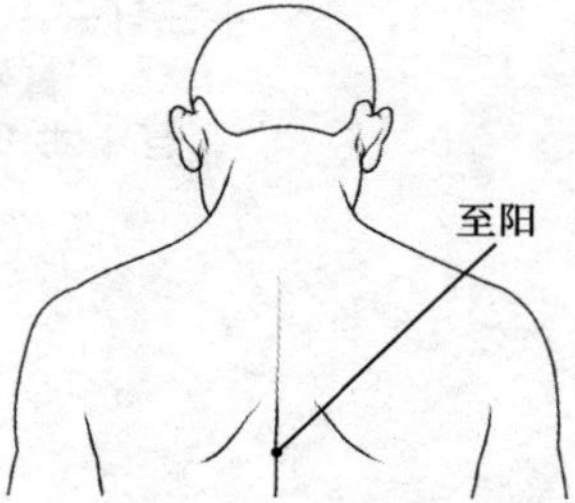

1/JAN 2018

周日	周一	周二	周三	周四	周五	周六	周日	周一	周二	周三	周四	周五	周六	周日	周一	周二	周三	周四	周五	周六
	1 元旦	2 十六	3 十七	4 十八	5 小寒	6 二十	7 廿一	8 廿二	9 廿三	10 廿四	11 廿五	12 廿六	13 廿七	14 廿八	15 廿九	16 三十	17 12月大	18 初二	19 初三	20 大寒
21 初五	22 初六	23 初七	24 腊八节	25 初九	26 初十	27 十一	28 十二	29 十三	30 十四	31 十五										

17

2018 年 1 月

星期三

农历腊月初一

18

2018 年 1 月

星期四

农历腊月初二

调经止痛，合谷、三阴交

方　　法：按揉合谷、三阴交穴。

穴位定位：三阴交穴，属足太阴脾经腧穴，在小腿内侧，内踝尖上3寸，胫骨内侧缘后方；合谷穴，属手阳明大肠经腧穴，位于第1、2掌骨之间，当第二掌骨桡侧的中点处。

使用说明：在痛经时，揉按合谷、三阴交穴。揉按时，将拇指立起来，放在穴位上点揉，与此同时缓缓向下用力抠按。反复操作，直至疼痛缓解。

远离痛经，首先要保暖。中医认为经期受寒饮冷、坐卧湿地、冒雨涉水，都会使寒湿邪气侵袭胞宫（子宫及盆腔），导致“寒凝血瘀”，气血运行不畅必然会发生疼痛。若因寒而痛经，可点按合谷、三阴交穴。合谷调气，三阴交调血，两穴并用，止痛经立竿见影。在隐隐作痛刚刚开始时，就用力点按，可减缓痛势，止痛于三五分钟之内。配合饮用热水或红糖姜茶，效果更好。

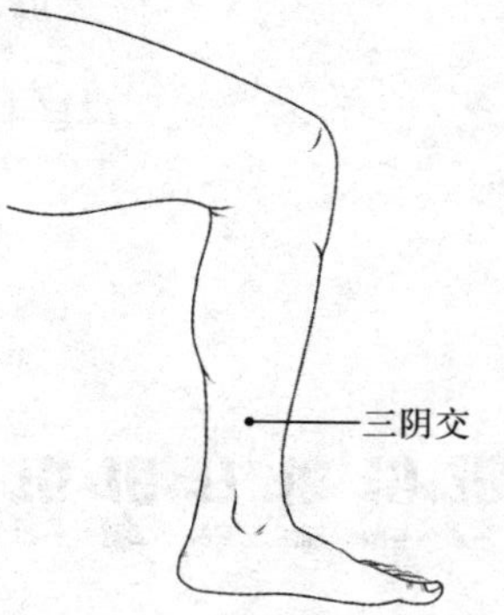

1/JAN 2018

周日	周一	周二	周三	周四	周五	周六	周日	周一	周二	周三	周四	周五	周六	周日	周一	周二	周三	周四	周五	周六
	1 元旦	2 十六	3 十七	4 十八	5 小寒	6 二十	7 廿一	8 廿二	9 廿三	10 廿四	11 廿五	12 廿六	13 廿七	14 廿八	15 廿九	16 三十	17 12月大	18 初二	19 初三	20 大寒
21 初五	22 初六	23 初七	24 腊八节	25 初九	26 初十	27 十一	28 十二	29 十三	30 十四	31 十五										

19

2018 年 1 月
星期五
农历腊月初三

20

2018 年 1 月
星期六
农历腊月初四　　大寒

外阴瘙痒，中都、蠡沟

方　　法：搓中都、蠡沟穴。

穴位定位：中都穴，属足厥阴肝经腧穴，在小腿前内侧，内踝尖上7寸，胫骨内侧缘的中央；蠡沟穴，属足厥阴肝经腧穴，在小腿前内侧，内踝尖上5寸，胫骨内侧缘的中央。

使用说明：中都、蠡沟二穴在小腿内侧，胫骨面的中央。治疗时不用管中都和蠡沟的具体位置在哪里，只需在胫骨面的中间上下搓动，搓热经过这里的足厥阴肝经即可，同时也就刺激了这两个穴位。

外阴瘙痒多位于阴蒂、小阴唇，也可波及大阴唇、会阴甚至肛周等皮损区，经常阵发性发作，也可为持续性的，一般夜间加剧。无原因的外阴瘙痒一般仅发生在生育年龄或绝经后妇女，多波及整个外阴部，此办法可快速止阴痒。

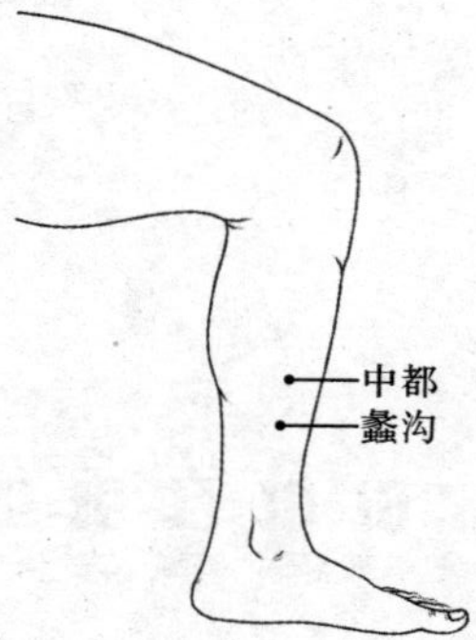

21

2018 年 1 月

星期日

农历腊月初五

22

2018 年 1 月

星期一

农历腊月初六

月经不调，隐白、三阴交

方　　法：点三阴交，掐隐白穴。

穴位定位：三阴交穴，属足太阴脾经腧穴，在小腿内侧，内踝尖上 3 寸，胫骨内侧缘后际；隐白穴，在足趾，大趾末节内侧，趾甲根脚侧后方 0.1 寸。

使用说明：点按三阴交穴，拇指指腹置于三阴交上，缓缓用力按压穴位，缓缓吐气；持续数秒，再慢慢放手，如此反复操作。掐隐白穴，以手拇指指甲缘压于隐白穴，缓慢向下用力掐按。

月经不调是妇女月经病的统称，是指月经周期、经量、血色、质地上发生的变化，包括月经先期（经期提前）、月经后期（经期延后）、月经先后无定期以及崩漏、闭经、经量过多、经色紫黑等病症。患者在专科治疗的同时，配合进行自我按摩，常能取得事半功倍的效果。经常点按三阴交穴，可通畅太阴脾经，对各种症状的月经问题均有明显效果。隐白穴是足太阴脾经的起始穴位。脾主管统摄气血，血妄行而出血过多时可掐隐白以止血，也可以用三棱针刺血。

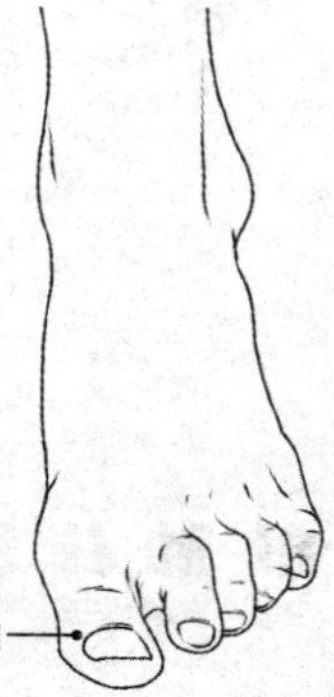

1/JAN 2018

周日	周一	周二	周三	周四	周五	周六	周日	周一	周二	周三	周四	周五	周六	周日	周一	周二	周三	周四	周五	周六
	1	2	3	4	5	6	7	8	9	10	11	12	13	14	15	16	17	18	19	20
	元旦	十六	十七	十八	小寒	二十	廿一	廿二	廿三	廿四	廿五	廿六	廿七	廿八	廿九	三十	12月大	初二	初三	大寒
21	22	23	24	25	26	27	28	29	30	31										
初五	初六	初七	腊八节	初九	初十	十一	十二	十三	十四	十五										

23

2018 年 1 月

星期二

农历腊月初七

24

2018 年 1 月

星期三

农历腊月初八　　腊八节

心脾两虚，自备“归脾”

方　　法：点按足三里、阴陵泉、气海、血海、太白、太冲、神门、太渊穴。

穴位定位：足三里，见 4 页；阴陵泉穴，见 28 页；气海穴，见 186 页；血海穴，在股前部，髌骨底内侧端上 2 寸，股内侧肌隆起处；太白穴，见 110 页；太冲穴，见 32 页；神门穴，见 126 页；太渊穴，在腕前外侧，桡骨茎突与手舟骨之间，拇长展肌腱尺侧凹陷中，当桡动脉搏动处。

使用说明：上述穴位搭配组合，经常点按。

归脾汤是治疗心脾两虚的经典方剂，可养血安神，补心益脾，调经。以补养心脾为主，脾气旺盛则气血生化之源充足，从而令心血旺盛。在我们的身体上，足三里穴、阴陵泉穴配气海穴，具有健脾益气的功效，主补脾气；神门穴、太渊穴配足三里穴，具有养心安神的功效，主养心血；血海穴补血活血，功效如同当归；太白穴加太冲穴，既有木香理气醒脾的功效，又能以太冲行气之功来辅助各穴发挥作用。以上各穴结合在一起，就是身体自备的归脾汤。

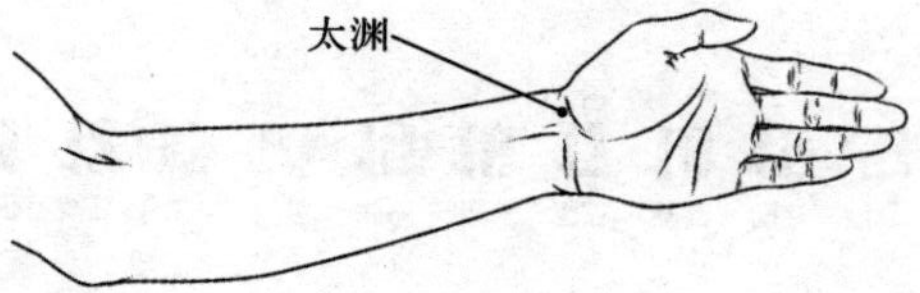

1/JAN 2018

周日	周一	周二	周三	周四	周五	周六	周日	周一	周二	周三	周四	周五	周六	周日	周一	周二	周三	周四	周五	周六
	1 元旦	2 十六	3 十七	4 十八	5 小寒	6 二十	7 廿一	8 廿二	9 廿三	10 廿四	11 廿五	12 廿六	13 廿七	14 廿八	15 廿九	16 三十	17 12月大	18 初二	19 初三	20 大寒
21 初五	22 初六	23 初七	24 腊八节	25 初九	26 初十	27 十一	28 十二	29 十三	30 十四	31 十五										

25

2018 年 1 月

星期四

农历腊月初九

26

2018 年 1 月

星期五

农历腊月初十

运化失常，点按脾经

方　　法： 点按三阴交至阴陵泉穴。

穴位定位： 三阴交穴，属足太阴脾经腧穴，在小腿内侧，内踝尖上 3 寸，胫骨内侧缘后际；阴陵泉穴，在小腿内侧，胫骨内侧髁下缘与胫骨内侧缘之间的凹陷中。

使用说明： 自三阴交起，沿胫骨后缘向上依次点按，直至近膝关节的阴陵泉止，反复按摩 10 次后换另外一条腿，继续点按。点按时若出现明显酸痛或刺痛感，此位置要停留片刻，改点按为先点后揉，即用力点下 10~15 秒后，稍放松力量揉 1 分钟，然后再继续沿经脉向上点按。每日左右交替点按治疗，没有次数的限制。

此法可健脾益气。脾主运化，由于饮食失调、劳累过度，或者久病之后耗伤脾气，使脾胃运化出现问题，都有可能导致脾胃气虚，表现为胃脘痞闷，似胀非胀，吃得少，消化不良，吃过以后感觉胃里发堵，浑身倦怠无力。这时不妨试试程氏针灸的通脾经法。

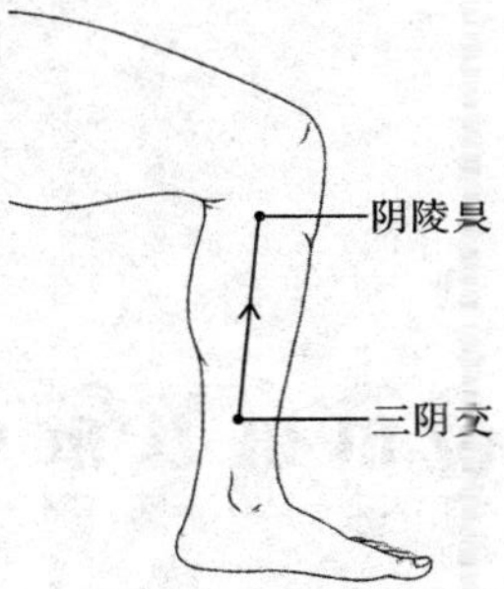

1/JAN 2018

周日	周一	周二	周三	周四	周五	周六	周日	周一	周二	周三	周四	周五	周六	周日	周一	周二	周三	周四	周五	周六
	1	2	3	4	5	6	7	8	9	10	11	12	13	14	15	16	17	18	19	20
	元旦	十六	十七	十八	小寒	二十	廿一	廿二	廿三	廿四	廿五	廿六	廿七	廿八	廿九	三十	12月大	初二	初三	大寒
21	22	23	24	25	26	27	28	29	30	31										
初五	初六	初七	腊八节	初九	初十	十一	十二	十三	十四	十五										

27

2018 年 1 月

星期六

农历腊月十一

28

2018 年 1 月

星期日

农历腊月十二

承山、丰隆，巧调血脂

方　　法： 按揉丰隆、承山穴。

穴位定位： 丰隆穴，在小腿前外侧，当外踝尖上8寸，条口外，距胫骨前缘二横指；承山穴，位于小腿后面正中，委中穴与昆仑穴之间，当伸直小腿或足跟上提时腓肠肌肌腹下出现尖角凹陷处。

使用说明： 长期坚持按揉丰隆、承山穴，每穴每天2~3次，每次2~3分钟，同时坚持低盐低脂饮食，多做运动。

高脂血症是指血脂水平过高，可直接引起一些严重危害人体健康的疾病，如动脉粥样硬化、冠心病、高血压等。现在患有高脂血症的人越来越多，中医认为此症是体内“痰湿”过多引起脾的运化功能减弱造成的，所以降脂的关键是健脾化湿，而丰隆穴和承山穴都是祛痰湿的要穴。

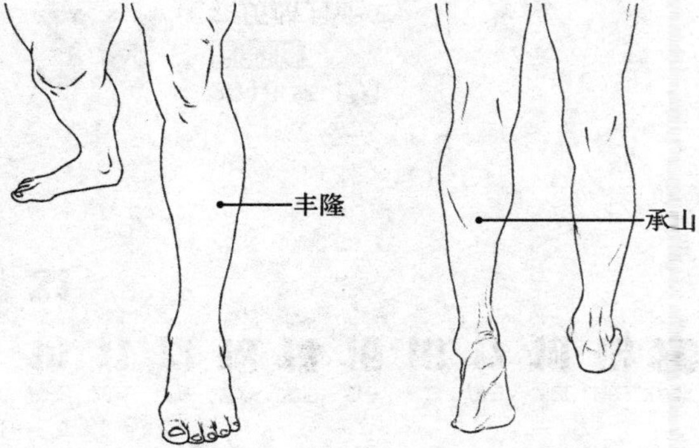

1/JAN 2018

周日	周一	周二	周三	周四	周五	周六	周日	周一	周二	周三	周四	周五	周六	周日	周一	周二	周三	周四	周五	周六
	1 元旦	2 十六	3 十七	4 十八	5 小寒	6 二十	7 廿一	8 廿二	9 廿三	10 廿四	11 廿五	12 廿六	13 廿七	14 廿八	15 廿九	16 三十	17 12月大	18 初二	19 初三	20 大寒
21 初五	22 初六	23 初七	24 腊八节	25 初九	26 初十	27 十一	28 十二	29 十三	30 十四	31 十五										

29

2018 年 1 月

星期一

农历腊月十三

30

2018 年 1 月

星期二

农历腊月十四

调节情志，快找四关

方　　法：点按太冲、合谷穴。

穴位定位：太冲穴，在足背部，第1、2趾间，趾骨底结合部前方凹陷中，足背动脉搏动处；合谷穴，属手阳明大肠经腧穴，位于第1、2掌骨之间，当第2掌骨桡侧的中点处。简便取穴法：以一手的拇指指间关节横纹，放在另一手拇、食指之间的指蹼缘上，当拇指尖下是穴。

使用说明：用拇指指尖用力点在穴位上，此时食指放在手或足内侧的对应位置上，相对用力，以加强点按力道，使穴区出现明显的酸胀感，甚至向四周放散。每穴点半分钟，然后改为揉法一分钟，揉时力道稍减轻，但也要保持一定向下点压的力量。四穴交替操作至情绪缓和为止。点揉太冲穴不方便时，仅点揉合谷穴亦可缓解症状。

《素问·上古天真论》言："精神内守，病安从来？"说明"养生贵乎养神"，不懂得养神之重要，单靠饮食营养、药物滋补，是难以达到健康长寿目的的。四关是人体气机通畅的关键位置，按之有助于舒缓抑郁或发怒的情绪。

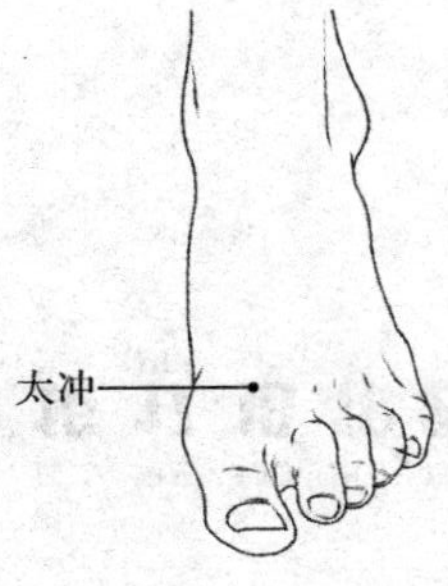

2 FEB 2018

周日	周一	周二	周三	周四	周五	周六	周日	周一	周二	周三	周四	周五	周六	周日	周一	周二	周三	周四	周五	周六
				1	2	3	4	5	6	7	8	9	10	11	12	13	14	15	16	17
				十六	十七	十八	立春	二十	廿一	廿二	廿三	廿四	廿五	廿六	廿七	廿八	情人节	除夕	春节	初二
18	19	20	21	22	23	24	25	26	27	28										
初三	雨水	初五	初六	初七	初八	初九	初十	十一	十二	十三										

31

2018 年 1 月
星期三
农历腊月十五

1

2018 年 2 月
星期四
农历腊月十六

乳腺增生，天宗刺血

方　　法：天宗穴刺血拔罐。

穴位定位：天宗穴属手太阳小肠经穴，在背部肩胛冈下窝内，乳房的投影区中，约当肩胛冈中点与肩胛骨下角连线上 1/3 与下 2/3 交点凹陷中。

使用说明：乳腺增生时，天宗穴附近多有明显痛点，挤捏痛点使其充血，用采血针点刺数针致出血，在放血处拔罐。取罐时先用卫生纸围在罐口附近，再轻压罐口附近以起罐。也可以点揉，刮痧。

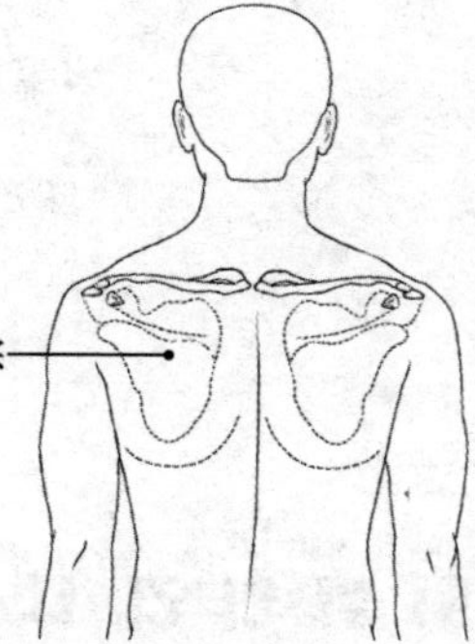

很多女性都有乳腺增生的问题，表现为经常乳腺胀痛，一侧偏重；月经前乳腺胀痛明显，月经过后即见减轻并逐渐停止，下次月经来前疼痛再度出现；整个乳房有弥漫性结节感，并伴有触痛。此病和情绪关系密切，除了应该保持心情舒畅外，在天宗穴刺血拔罐，针对乳腺增生常有奇效。

2 FEB 2018

周日	周一	周二	周三	周四	周五	周六	周日	周一	周二	周三	周四	周五	周六	周日	周一	周二	周三	周四	周五	周六
				1	2	3	4	5	6	7	8	9	10	11	12	13	14	15	16	17
				十六	十七	十八	立春	二十	廿一	廿二	廿三	廿四	廿五	廿六	廿七	廿八	情人节	除夕	春节	初二
18	19	20	21	22	23	24	25	26	27	28										
初三	雨水	初五	初六	初七	初八	初九	初十	十一	十二	十三										

2

2018 年 2 月

星期五

农历腊月十七

3

2018 年 2 月

星期六

农历腊月十八

翳风压痛，面瘫预兆

方　　法：翳风穴刺血。

穴位定位：翳风穴，在耳垂后，当乳突与下颌骨之间的凹陷处。

使用说明：在患侧耳垂后疼痛最为剧烈的地方用 75% 的酒精棉球消毒，然后用采血针迅速刺入痛点内约 0.2 寸，再选用 1 号玻璃罐在该穴区拔罐，留罐 5~10 分钟。

人们通常认为面瘫是面部受风引起的，其实并不完全正确，引起面瘫的真正原因其实是翳风穴受风。翳风穴不仅是引起面瘫的主要原因，而且也恰恰正是治疗面瘫的主要穴位。中医认为，中老年人正气不足，脉络空虚，风邪容易乘虚而由翳风穴入经络，导致气血痹阻，经络失养，从而引发面瘫。翳风穴刺血能够清泻热毒，活血化瘀，疏通经络。

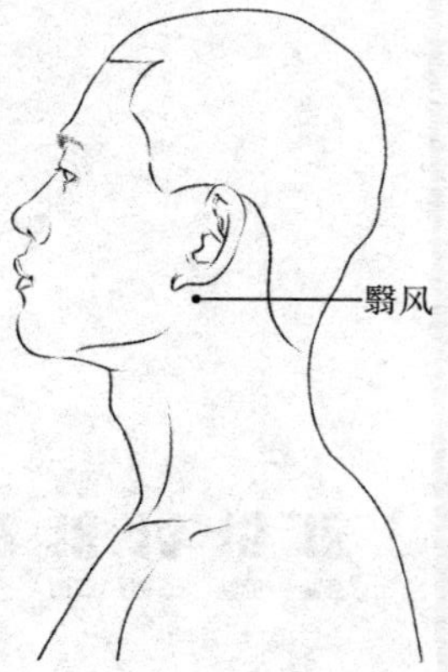

2 FEB 2018

周日	周一	周二	周三	周四	周五	周六	周日	周一	周二	周三	周四	周五	周六	周日	周一	周二	周三	周四	周五	周六
				1	2	3	4	5	6	7	8	9	10	11	12	13	14	15	16	17
				十六	十七	十八	立春	二十	廿一	廿二	廿三	廿四	廿五	廿六	廿七	廿八	情人节	除夕	春节	初二
18	19	20	21	22	23	24	25	26	27	28										
初三	雨水	初五	初六	初七	初八	初九	初十	十一	十二	十三										

4

2018 年 2 月

星期日

农历腊月十九　　立春

5

2018 年 2 月

星期一

农历腊月二十

春季护阳，太冲助之

方　　法：灸太冲穴。

穴位定位：太冲穴，在足背部，第1、2趾间，跖骨底结合部前方凹陷处，足背动脉搏动处。

使用说明：于立春后五日内以热力深透的黄金艾施灸，连灸3日即可，每天10~15分钟，男灸左，女灸右，灸后当太冲脉动增强。

太冲穴为足厥阴肝经原穴，足厥阴之脉，实为终末于阴器之脉，故本经腧穴均可治疗以阴器为中心的泌尿、生殖疾患。春季养阳是促进阳气升发，与夏季借助阳气之势不同，要悉心呵护，防止升发不及或过度受遏，特别是初春时节，肝木升发出来的春阳，如同寒风中的微小烛火，若隐若现，此时自然界温度仍然较低，要注意御寒保暖，不宜过早减衣，以防风寒之邪损及春阳，亦当灸足厥阴肝经原穴太冲以助之。

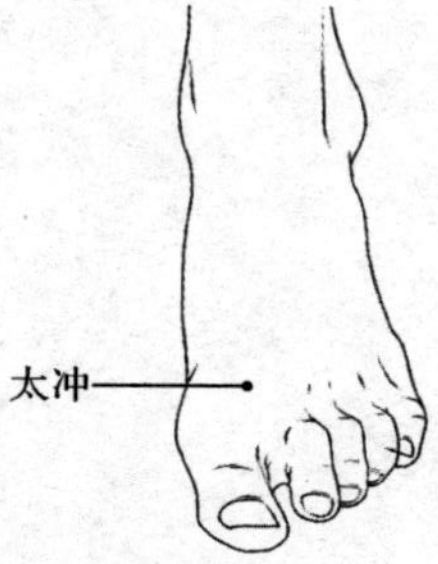

2 FEB 2018

周日	周一	周二	周三	周四	周五	周六	周日	周一	周二	周三	周四	周五	周六	周日	周一	周二	周三	周四	周五	周六
				1	2	3	4	5	6	7	8	9	10	11	12	13	14	15	16	17
				十六	十七	十八	立春	二十	廿一	廿二	廿三	廿四	廿五	廿六	廿七	廿八	情人节	除夕	春节	初二
18	19	20	21	22	23	24	25	26	27	28										
初三	雨水	初五	初六	初七	初八	初九	初十	十一	十二	十三										

6

2018 年 2 月
星期二
农历腊月廿一

7

2018 年 2 月
星期三
农历腊月廿二

风寒感冒，神阙贴敷

方　　法：神阙穴敷贴。

穴位定位：神阙穴，在脐中部，脐中央。

使用说明：取葱白、豆豉、生姜、食盐各 20 克，将葱白、生姜切碎，与豆豉、食盐混合，放入锅内炒热，然后用纱布包裹，贴敷在肚脐上，对于怕冷、身痛为主的风寒感冒有很好的预防及治疗作用。

神阙穴下有丰富的腹腔静脉网，此处给药，易于吸收，药效速达，方便简单。

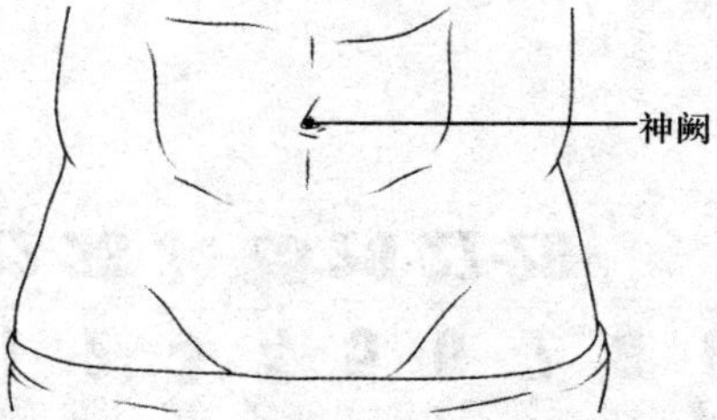

2/FEB 2018

周日	周一	周二	周三	周四	周五	周六	周日	周一	周二	周三	周四	周五	周六	周日	周一	周二	周三	周四	周五	周六
				1	2	3	4	5	6	7	8	9	10	11	12	13	14	15	16	17
				十六	十七	十八	立春	二十	廿一	廿二	廿三	廿四	廿五	廿六	廿七	廿八	情人节	除夕	春节	初二
18	19	20	21	22	23	24	25	26	27	28										
初三	雨水	初五	初六	初七	初八	初九	初十	十一	十二	十三										

8

2018 年 2 月
星期四
农历腊月廿三

9

2018 年 2 月
星期五
农历腊月廿四

心烦意乱，按摩解郁

方　　法：摩中脘穴。

穴位定位：中脘穴，位于上腹部，前正中线上，当脐中上 4 寸。

使用说明：

第一步：将手掌掌心附着在中脘穴上，以腕关节为中心连同前臂作节律性的环旋运动。操作时肘关节自然屈曲，腕部放松。着力面应向顺时针方向，沿圆形轨迹回旋运行，周而复始，同时要适当地扩大按摩范围，争取能够覆盖胃的全部范围。频率一般保持 80~90 次 / 分钟为宜。每次操作时间应不少于 5 分钟，以中脘穴局部有温热感，并持续向腹内渗透为度。

第二步：掐腰，然后用双手手掌分别沿着两侧肋骨走行的方向，从侧胸、后背部向前下方推摩，如此反复推摩 5~10 分钟，可以有效地刺激从这个部位循行经过的肝经、胆经、脾经和带脉等经络，可以起到行气疏肝解郁，健脾开胃渗湿的作用。

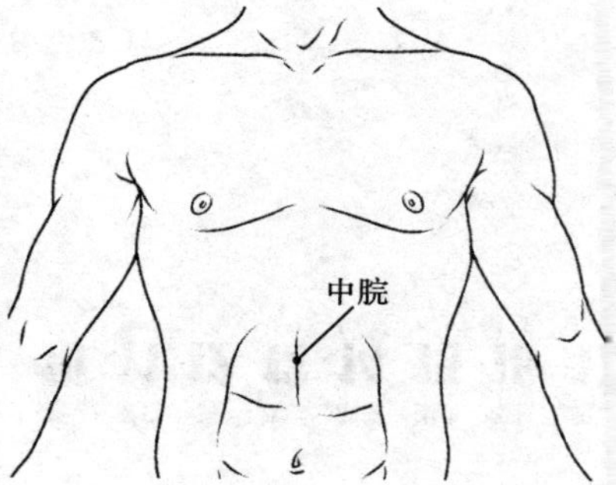

2 FEB 2018

周日	周一	周二	周三	周四	周五	周六	周日	周一	周二	周三	周四	周五	周六	周日	周一	周二	周三	周四	周五	周六
				1 十六	2 十七	3 十八	4 立春	5 二十	6 廿一	7 廿二	8 廿三	9 廿四	10 廿五	11 廿六	12 廿七	13 廿八	14 情人节	15 除夕	16 春节	17 初二
18 初三	19 雨水	20 初五	21 初六	22 初七	23 初八	24 初九	25 初十	26 十一	27 十二	28 十三										

10

2018 年 2 月

星期六

农历腊月廿五

11

2018 年 2 月

星期日

农历腊月廿六

春捂秋冻，不生杂病

方　　法： 泡脚。

穴位定位： 足部。

使用说明： 冬去春来，是从冷转热的过渡阶段，天气虽然已经暖和起来，但是气候经常变化，一会暖一会冷，往往是太阳出来后，风和日暖，遇到刮风下雨就会冷起来。俗话说“春天孩儿脸，一天变三变”，由于人们在冬天已经习惯了多穿衣服，到了春天如果把衣服脱得太多，就会不适应气候变化而容易着凉得病。所以，在初春季节要有意捂着一点，慢慢地减衣服。但身上不要过于捂着，捂的度就是不能过汗，脚上却要多捂，不过早穿单鞋。

特别是心肺功能减弱、末梢循环较差的老年人，最好穿软底高帮款的老年鞋，护住足踝部的太溪、商丘、解溪、丘墟和昆仑诸穴，每晚泡脚时也要注意泡过足踝，温热刺激这些穴位。

2/FEB 2018

周日	周一	周二	周三	周四	周五	周六	周日	周一	周二	周三	周四	周五	周六	周日	周一	周二	周三	周四	周五	周六
				1 十六	2 十七	3 十八	4 立春	5 二十	6 廿一	7 廿二	8 廿三	9 廿四	10 廿五	11 廿六	12 廿七	13 廿八	14 情人节	15 除夕	16 春节	17 初二
18 初三	19 雨水	20 初五	21 初六	22 初七	23 初八	24 初九	25 初十	26 十一	27 十二	28 十三										

12

2018 年 2 月

星期一

农历腊月廿七

13

2018 年 2 月

星期二

农历腊月廿八

脾胃湿热，刺阴陵泉

方　　法：阴陵泉、大敦、委中、血海穴刺血。

穴位定位：阴陵泉，见28页；大敦穴，位于大拇趾（靠第2趾一侧）趾甲根边缘约2毫米处；委中穴，位于腘横纹中点，当股二头肌腱与半腱肌肌腱的中间；血海穴，见160页。

使用说明：驱赶湿热之气，程氏针灸有独到心得。脾为生痰之源，脾虚生湿，聚湿生痰，痰瘀化火，乃湿热之来源。可选择阴陵泉、大敦、委中、血海穴刺血。先找到穴位，用拇指指尖在穴位处画一个十字定穴；用酒精棉球在穴位处消毒；然后用一次性采血针迅速刺破皮肤，挤出3~5滴血，也可在委中、血海穴拔罐，3~5分钟后起罐；最后用消毒干棉球擦拭血渍。

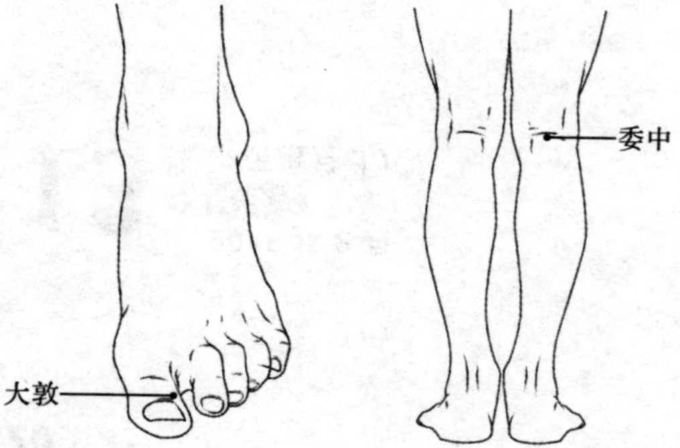

2 FEB 2018

周日	周一	周二	周三	周四	周五	周六	周日	周一	周二	周三	周四	周五	周六	周日	周一	周二	周三	周四	周五	周六
				1 十六	2 十七	3 十八	4 立春	5 二十	6 廿一	7 廿二	8 廿三	9 廿四	10 廿五	11 廿六	12 廿七	13 廿八	14 情人节	15 除夕	16 春节	17 初二
18 初三	19 雨水	20 初五	21 初六	22 初七	23 初八	24 初九	25 初十	26 十一	27 十二	28 十三										

14

2018 年 2 月

星期三

农历腊月廿九　　情人节

15

2018 年 2 月

星期四

农历腊月三十　　除夕

月经不调，穴位调经

方　　法：四步调经法。

穴位定位：三阴交穴，属足太阴脾经腧穴，在小腿内侧，内踝尖上3寸，胫骨内侧缘后际；足三里穴，位于小腿外侧，犊鼻下3寸，犊鼻与解溪穴连线上；关元穴，在下腹部，前正中线上，当脐下3寸；太冲穴，位于足背侧，第1、2趾间，跖骨底结合部前方凹陷处，足背动脉搏动处。

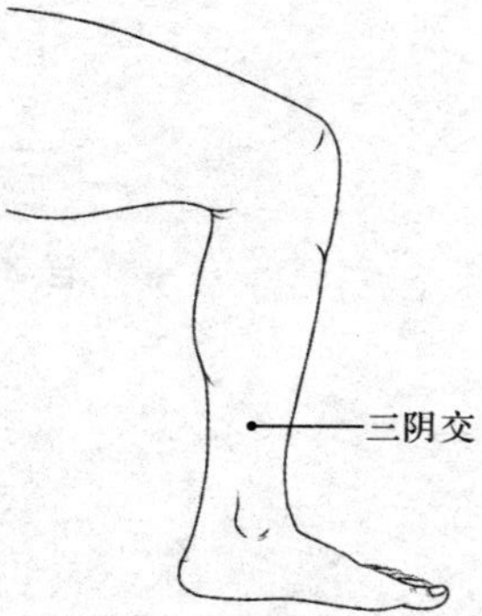

使用说明：四步调经法指按照月经前期、月经中期、月经后期、月经期的四期时间，结合身体阴血亏虚、阴极阳升、阳气渐盛、气郁血瘀的不同状态而采用不同药物、不同穴位来调节身体、治疗妇科疾病的方法。月经周期第一周按揉三阴交穴和足三里穴组穴。月经后第二周点揉三阴交穴加关元穴有温通作用，关元可艾灸。注意排卵日不能灸。月经后第三周，多喝玫瑰花茶，玫瑰花有疏肝理气、活血化瘀的功效，可加揉太冲穴。经后宜补养肝血，经前宜疏理肝气。

2 FEB 2018

周日	周一	周二	周三	周四	周五	周六	周日	周一	周二	周三	周四	周五	周六	周日	周一	周二	周三	周四	周五	周六
				1	**2**	**3**	**4**	**5**	**6**	**7**	**8**	**9**	**10**	**11**	**12**	**13**	**14**	**15**	**16**	**17**
				十六	十七	十八	立春	二十	廿一	廿二	廿三	廿四	廿五	廿六	廿七	廿八	情人节	除夕	春节	初二
18	**19**	**20**	**21**	**22**	**23**	**24**	**25**	**26**	**27**	**28**										
初三	雨水	初五	初六	初七	初八	初九	初十	十一	十二	十三										

16

2018 年 2 月

星期五

农历正月初一　　春节

17

2018 年 2 月

星期六

农历正月初二

滋肾养肝，滋水涵木

方　　法：灸太溪穴。

穴位定位：太溪穴，位于足内侧，内踝后方与脚跟骨筋腱之间的凹陷处。

使用说明：把点燃的艾条靠近穴位，以能明显感觉到烫为宜，感觉到很烫的时候就移开一点。每次两边共灸15分钟左右就可以了。

根据五行相生规律，水能生木，肝属木，肾属水，春季养肝，不能忽视肾水对肝木的滋养作用。《素问·亡篇·刺法论》中说："肾之源，出于太溪。"太溪为足少阴肾经原穴，肾阴肾阳皆可补之，五脏之疾皆可治之。灸太溪，可起到滋肾阴以养肝阴的作用。如《循经考穴编》中说："肾家虚冷，阴痿不起，月事乱期，血气闭塞，或肾家邪热，两腿生疮痒痒甚，或脚跟肿痛，并宜泻之，牙齿疼痛，伤寒脉不至。"

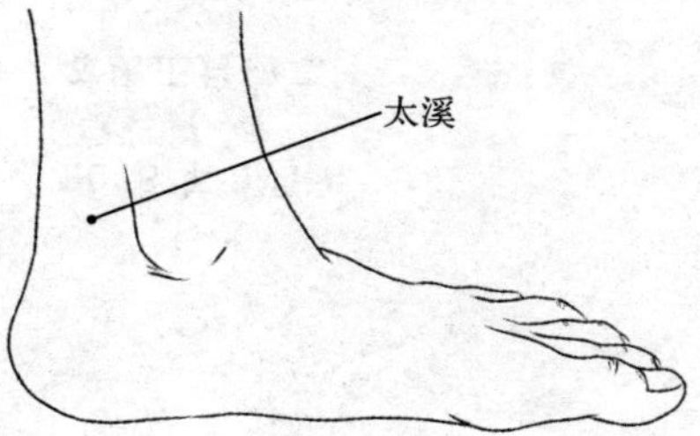

2 FEB 2018

周日	周一	周二	周三	周四	周五	周六	周日	周一	周二	周三	周四	周五	周六	周日	周一	周二	周三	周四	周五	周六
				1 十六	**2** 十七	**3** 十八	**4** 立春	**5** 二十	**6** 廿一	**7** 廿二	**8** 廿三	**9** 廿四	**10** 廿五	**11** 廿六	**12** 廿七	**13** 廿八	**14** 情人节	**15** 除夕	**16** 春节	**17** 初二
18 初三	**19** 雨水	**20** 初五	**21** 初六	**22** 初七	**23** 初八	**24** 初九	**25** 初十	**26** 十一	**27** 十二	**28** 十三										

18

2018 年 2 月

星期日

农历正月初三

19

2018 年 2 月

星期一

农历正月初四　　雨水

眼睛红肿，耳尖放血

方　　法：耳尖穴放血。

穴位定位：将外耳廓对折，耳廓最高处就是耳尖穴。

使用说明：准备一支三棱针（医用采血针也可以），用75%的酒精消毒。一手捏住耳尖穴（注意手也要消毒哟），使局部充血，另一手用三棱针快速点刺耳尖穴，由于针尖呈三棱状，会点刺出一个三角口而迅速出血，出血不畅时可用手挤压伤口，挤出3~5滴即可，然后用干净棉球按压止血。

耳尖穴是经外奇穴，有退热消炎、清脑明目、镇痛降压的作用，主治高烧、目赤肿痛、急性结膜炎、角膜炎、偏正头痛。该法可以快速消除眼睛的红肿疼痛，就算是“红眼病”引起的眼睛红肿也可以用这个方法。

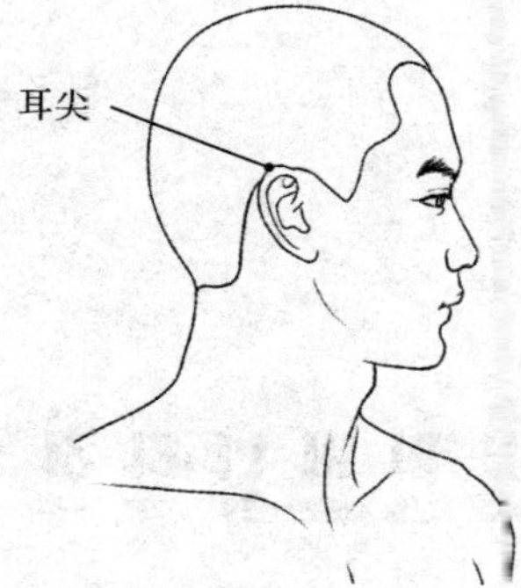

2 FEB 2018

周日	周一	周二	周三	周四	周五	周六	周日	周一	周二	周三	周四	周五	周六	周日	周一	周二	周三	周四	周五	周六
				1 十六	**2** 十七	**3** 十八	**4** 立春	**5** 二十	**6** 廿一	**7** 廿二	**8** 廿三	**9** 廿四	**10** 廿五	**11** 廿六	**12** 廿七	**13** 廿八	**14** 情人节	**15** 除夕	**16** 春节	**17** 初二
18 初三	**19** 雨水	**20** 初五	**21** 初六	**22** 初七	**23** 初八	**24** 初九	**25** 初十	**26** 十一	**27** 十二	**28** 十三										

20

2018 年 2 月

星期二

农历正月初五

21

2018 年 2 月

星期三

农历正月初六

有诸内者，必行于外

方　　法： 夹脊穴诊断法。

穴位定位： 夹脊穴，当第 1 胸椎至第 5 腰椎棘突下两侧，后正中线旁开 0.5 寸，一侧 17 个穴位。

使用说明： 研究证实，针刺夹脊穴不但可影响脊神经后支，还可涉及其前支，前支与交感神经干相联系，能影响交感神经，从而与内脏活动相关。而内脏功能的调节主要和自主神经有关，夹脊穴的深层分布有脊柱两侧的交感神经节，可以治疗与自主神经功能紊乱有关的疾病，而尤以治疗各个脏器的疾病为主。

在脊柱两侧的夹脊穴行点压手法，寻找敏感点，或者是疼痛敏感点，也可能是指下有明显的条索或结节点，然后根据夹脊穴的节段位置判断有可能是哪些问题，具体可参考下表：

位置节段	可能的病症
胸 1 至胸 7 两侧的夹脊穴	心肺部及上肢病症（心血管系统、呼吸系统疾病）
胸 8 至胸 12 两侧的夹脊穴	胃肠肝胆部病症（消化系统疾病）
腰 1 至腰 5 两侧的夹脊穴	腰、腹及下肢病症（泌尿系统、生殖系统疾病）

2 FEB 2018

周日	周一	周二	周三	周四	周五	周六	周日	周一	周二	周三	周四	周五	周六	周日	周一	周二	周三	周四	周五	周六
				1	2	3	4	5	6	7	8	9	10	11	12	13	14	15	16	17
				十六	十七	十八	立春	二十	廿一	廿二	廿三	廿四	廿五	廿六	廿七	廿八	情人节	除夕	春节	初二
18	19	20	21	22	23	24	25	26	27	28										
初三	雨水	初五	初六	初七	初八	初九	初十	十一	十二	十三										

22

2018 年 2 月

星期四

农历正月初七

23

2018 年 2 月

星期五

农历正月初八

疏通经络，扶正祛邪

方　　法： 夹脊穴刮痧法。

穴位定位： 夹脊穴，当第 1 胸椎至第 5 腰椎棘突下两侧，后正中线旁开 0.5 寸，一侧 17 个穴位。

使用说明：

第一步：在脊柱两侧涂以刮痧油，并均匀涂抹开。

第二步：涂刮痧油的同时，用手温热刮痧板。

第三步：将刮痧板侧立，自上而下沿脊柱两侧缓慢刮拭夹脊穴区，操作时动作要连续。力度要逐渐由轻至重，动作柔和，切忌暴力刮拭。由于夹脊穴分布于脊椎两侧，自上而下，分布很广，因此刮拭时不必强求一下刮到底，多在一个节段刮拭后，再刮下一个节段，如胸 1 至胸 7 节段，胸 8 至胸 12 节段，以及腰 1 至腰 5 节段。

第四步：随着刮拭，夹脊穴区皮肤逐渐泛红、充血、出痧，根据之前对夹脊穴的点压诊断，发现敏感点的部位应重点刮拭，往往也是出痧较多的部位。

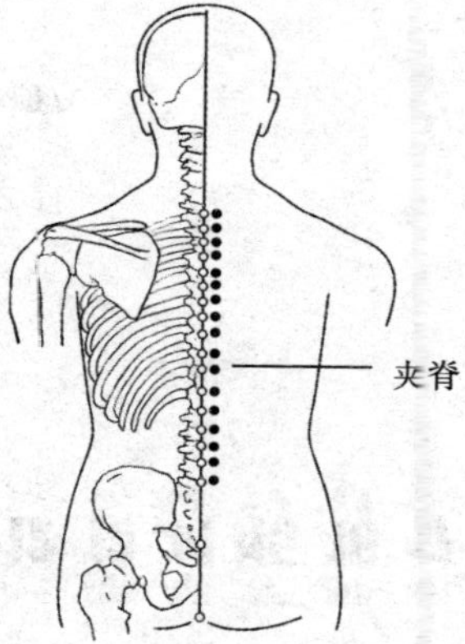

2 FEB 2018

周日	周一	周二	周三	周四	周五	周六	周日	周一	周二	周三	周四	周五	周六	周日	周一	周二	周三	周四	周五	周六
				1 十六	2 十七	3 十八	4 立春	5 二十	6 廿一	7 廿二	8 廿三	9 廿四	10 廿五	11 廿六	12 廿七	13 廿八	14 情人节	15 除夕	16 春节	17 初二
18 初三	19 雨水	20 初五	21 初六	22 初七	23 初八	24 初九	25 初十	26 十一	27 十二	28 十三										

24

2018 年 2 月

星期六

农历正月初九

25

2018 年 2 月

星期日

农历正月初十

阳逆头痛，点揉人迎

方　　法：人迎穴降压法。

穴位定位：人迎穴，位于颈部喉结旁，当胸锁乳突肌的前缘，颈总动脉搏动处。

使用说明：取坐位，两足分开与肩同宽，两手放松伸开，分别放于两侧颈侧，食中两指指腹紧贴皮肤，先适当点揉风池，再由风池向人迎自上而下单方向分推，同时，无名指与小指亦分推面颊部，力量轻缓、柔和、均匀，以5~8次为佳。分推后颈项及面部，可感觉轻松以及皮肤微微发热，每天2~3次。注意，操作时左右交替推按，切忌双手同时点压人迎穴。

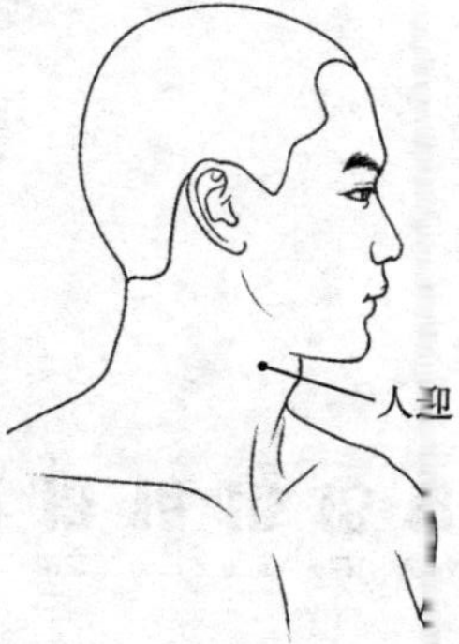

中医有阳逆头痛，即肝阳上逆而引起的头痛，相当于现代医学的原发性高血压头痛。人迎穴属足阳明胃经，又位于颈部的重要位置上，为足阳明经气所发，刺激该穴有疏通阳明经气、平降气血之效。同时，人迎又为胆经与胃经的交会之穴，故又有泻肝胆之热，平肝降逆，息风潜阳的作用，而收平降血压之功。

2 FEB 2018

周日	周一	周二	周三	周四	周五	周六	周日	周一	周二	周三	周四	周五	周六	周日	周一	周二	周三	周四	周五	周六
				1 十六	2 十七	3 十八	4 立春	5 二十	6 廿一	7 廿二	8 廿三	9 廿四	10 廿五	11 廿六	12 廿七	13 廿八	14 情人节	15 除夕	16 春节	17 初二
18 初三	19 雨水	20 初五	21 初六	22 初七	23 初八	24 初九	25 初十	26 十一	27 十二	28 十三										

26

2018 年 2 月

星期一

农历正月十一

27

2018 年 2 月

星期二

农历正月十二

肩胛酸痛，刺激膏肓

方　　法：肩胛骨提拉术。

穴位定位：膏肓穴，是足太阳膀胱经上的一个穴位，位于第 4 胸椎棘突下旁开 3 寸处，肩胛骨内侧缘（脊柱缘）边，左右各一。

使用说明：膏肓这个穴位对人体的颈背肌肉引起的肩背疼痛、心脏缺血或节律失常病症有很好的治疗作用，但由于穴位藏在肩胛骨脊柱缘里，一般手法很难刺激到，所以古人有“针石不能及”的说法。而程氏针灸根据这一姿势的要点，设计了特别的肩胛骨提拉术，这种方法能够通过提拉肩胛骨内侧缘，利用重力作用达到松解的目的，对肩背酸痛有明显的缓解作用，特别是对伴有心悸、胸闷症状的患者，多一次见效，很多不明原因的功能性心律失常、失眠、抑郁症、汗症也都有明显的效果。

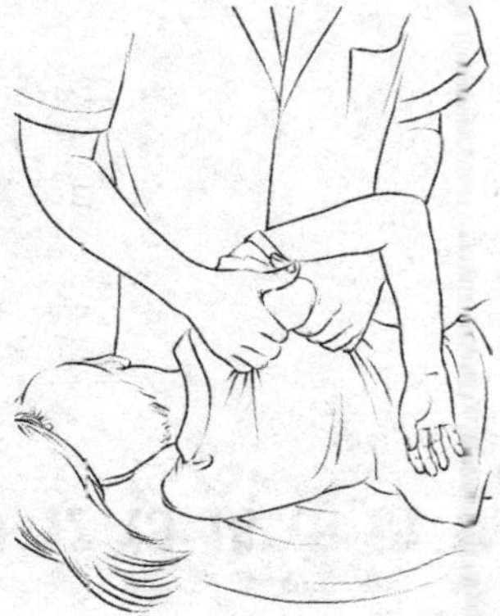

　　让患者侧卧位，医生两手扣住肩胛骨内侧，手指塞入肩胛骨后，然后用力上提肩胛骨，使患者上半身悬空，同时上下晃动松解5~10秒钟。双侧症状者，可换另一侧继续。

|---|---|---|---|---|---|---|
			1 十四	**2** 元宵节	**3** 十六	**4** 十七
18 初二	**19** 初三	**20** 初四	**21** 春分	**22** 初六	**23** 初七	**24** 初八
5 惊蛰	**6** 十九	**7** 二十	**8** 妇女节	**9** 廿二	**10** 廿三	**31** 十五
25 初九	**26** 初十	**27** 十一	**28** 十二	**29** 十三	**30** 十四	
11 廿四	**12** 植树节	**13** 廿六	**14** 廿七	**15** 廿八	**16** 廿九	**17** 2月大

28

2018 年 2 月
星期三
农历正月十三

国际罕见病日

1

2018 年 3 月
星期四
农历正月十四

经后养血，太溪、足三里

方　　法： 点按太溪、足三里穴。

穴位定位： 太溪穴，位于足内侧，内踝后方与脚跟骨筋腱之间的凹陷处；足三里穴，位于小腿前侧，犊鼻下3寸，犊鼻穴与解溪穴连线上。

使用说明： 点按太溪穴，拇指指尖立起，用力掐按，使酸胀感向足跟部放散，每次3~5分钟；用力点按足三里穴，点按一分钟后可略放松，改点为揉，一分钟后再施点法，如此反复3~5次。

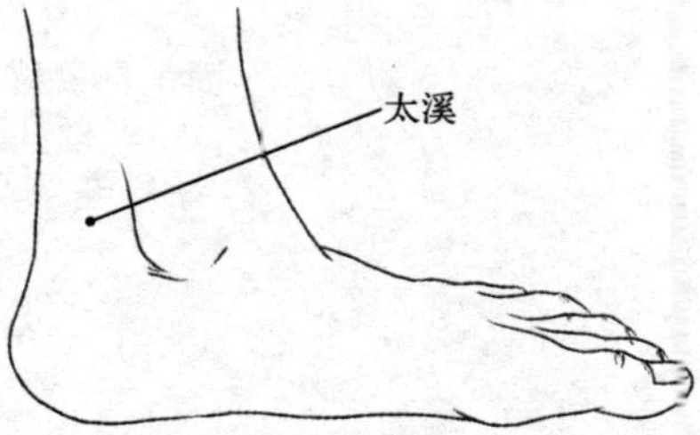

太溪是足少阴肾经原穴，功能滋阴益肾；足三里为足阳明胃经合穴，是强壮要穴。肾为先天之本，脾胃为后天之本、气血生化之源，二穴同用，共奏益气养血之功。

3/MAR 2018

周日	周一	周二	周三	周四	周五	周六	周日	周一	周二	周三	周四	周五	周六	周日	周一	周二	周三	周四	周五	周六
				1 十四	2 元宵节	3 十六	4 十七	5 惊蛰	6 十九	7 二十	8 妇女节	9 廿二	10 廿三	11 廿四	12 植树节	13 廿六	14 廿七	15 廿八	16 廿九	17 2月大
18 初二	19 初三	20 初四	21 春分	22 初六	23 初七	24 初八	25 初九	26 初十	27 十一	28 十二	29 十三	30 十四	31 十五							

2

2018 年 3 月

星期五

农历正月十五　　元宵节

3

2018 年 3 月

星期六

农历正月十六　　全国爱耳日

疲劳困倦，大包醒神

方　　法：揉按大包穴。

穴位定位：大包穴，在腋窝直下约两拳的位置上，第 6 肋间隙内，位于我们身体的侧面。

使用说明：将两手握拳，拳头正面顶在腋窝下大包穴上，轻轻用力在穴位及穴区附近旋转按揉，同时吸气挺胸、向后收缩两肩，并尽量向后仰头。操作十几秒钟后，放松几秒钟，再重复操作 5~8 次，可以迅速缓解疲劳，解除困倦。

这种方法专治脾虚导致的疲劳困倦。一方面，脾在志为思，过思则气结，即思虑过度会影响脾的运化功能，气结于中焦而影响了脾的升清（也就是脾运化营养精微物质的能力），出现腹部胀满不适、没有食欲、困倦疲劳、头晕目眩、怕冷便溏等脾虚症状；另一方面，肝气不舒也会引起脾虚。对于这种症状，想要抗疲劳、改善精神状态，就需要健脾益气。大包穴属足太阴脾经穴位，位于胸胁，功能宣肺理气，宽胸益脾。

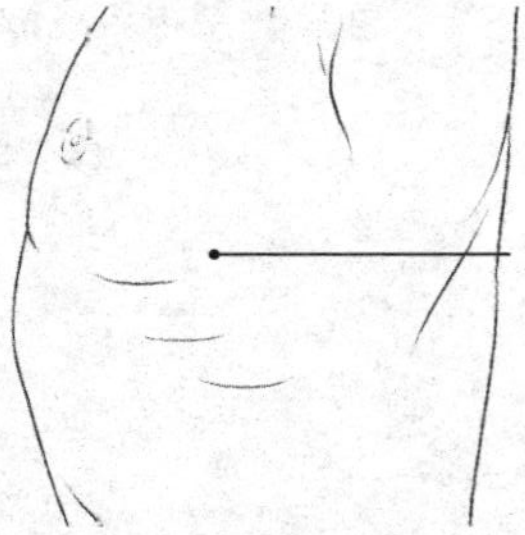

3/MAR 2018

周日	周一	周二	周三	周四	周五	周六	周日	周一	周二	周三	周四	周五	周六	周日	周一	周二	周三	周四	周五	周六
				1	2	3	4	5	6	7	8	9	10	11	12	13	14	15	16	17
				十四	元宵节	十六	十七	惊蛰	十九	二十	妇女节	廿二	廿三	廿四	植树节	廿六	廿七	廿八	廿九	2月大
18	19	20	21	22	23	24	25	26	27	28	29	30	31							
初二	初三	初四	春分	初六	初七	初八	初九	初十	十一	十二	十三	十四	十五							

4

2018 年 3 月

星期日

农历正月十七

5

2018 年 3 月

星期一

农历正月十八　　惊蛰

预防中风，点揉风池

方　　法：按风池穴。

穴位定位：风池穴，在项部，当枕骨之下，与风府相平，胸锁乳突肌与斜方肌上端之间的凹陷处。

使用说明：取坐位，两足分开与肩同宽，两手放松伸开，分别放于两侧颈侧，食中两指指腹紧贴皮肤，点揉风池。经常按风池穴可以预防高血压，若血压已经高了，一旦感觉头晕、头痛，再配合刮刮人迎穴，血压应该就可以适当降下来。

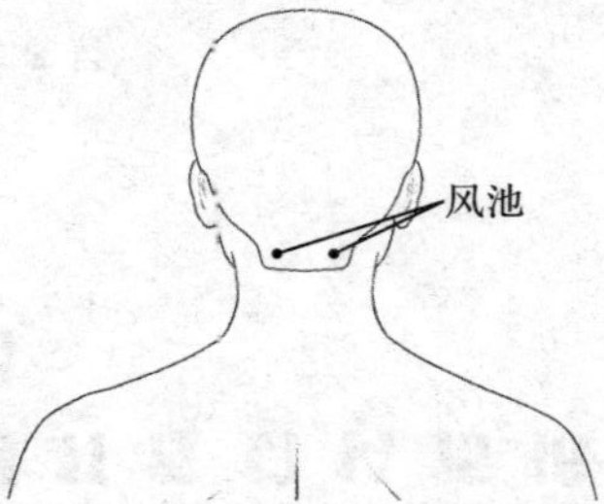

古人有一句话叫作：高巅之上，唯风可到。为什么要把脑血管意外、脑血管栓塞的病叫中风呢？这就说明我们的头，这个高巅之处，只有风可以到这里，所以，头痛病又叫头风。风池是足少阳胆经的穴位，位于头项之交界处，正好是风邪进入头部的地方。它的作用就像是一道护城河，把头这个“城”护卫起来，不让风邪入侵。也就是说，风池穴是风邪入脑的一个屏障，要想攻下这个“城”，就必须首先破掉这个“池”；而想要守住这个“城”，也要从守护这个“池”做起。

3/MAR 2018

周日	周一	周二	周三	周四	周五	周六	周日	周一	周二	周三	周四	周五	周六	周日	周一	周二	周三	周四	周五	周六
				1	2	3	4	5	6	7	8	9	10	11	12	13	14	15	16	17
				十四	元宵节	十六	十七	惊蛰	十九	二十	妇女节	廿二	廿三	廿四	植树节	廿六	廿七	廿八	廿九	2月大
18	19	20	21	22	23	24	25	26	27	28	29	30	31							
初二	初三	初四	春分	初六	初七	初八	初九	初十	十一	十二	十三	十四	十五							

6

2018 年 3 月

星期二

农历正月十九　　世界青光眼日

7

2018 年 3 月

星期三

农历正月二十　　女生节

妇科问题，选三阴交

方　　法：点按三阴交穴。

穴位定位：三阴交穴，在小腿内侧，当足内踝尖上 3 寸，胫骨内侧缘后方。

使用说明：找到三阴交穴，将大拇指垂直竖起，用力点 10~15 秒后，稍放松力量揉 1 分钟，点按时多出现明显酸痛或刺痛感。

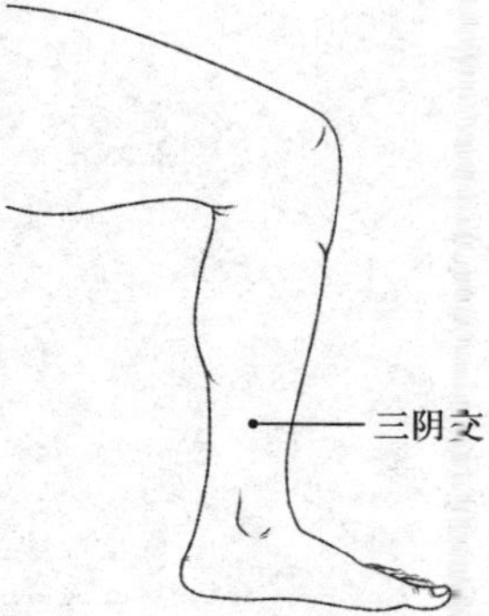

脾经的三阴交，属于中医针灸理论当中“十总穴”之一，有所谓“妇科三阴交”之说。顾名思义，此穴对于妇科病症甚有疗效，凡经期不顺，白带、月经过多或过少，经前期综合征，更年期综合征等，皆可治疗；又，此穴为足太阴脾经、足少阴肾经、足厥阴肝经交会之处，因此应用广泛，除可健脾益血外，也可调肝补肾，亦有安神之效，可帮助睡眠。

3 MAR 2018

周日	周一	周二	周三	周四	周五	周六	周日	周一	周二	周三	周四	周五	周六	周日	周一	周二	周三	周四	周五	周六
				1 十四	2 元宵节	3 十六	4 十七	5 惊蛰	6 十九	7 二十	8 妇女节	9 廿二	10 廿三	11 廿四	12 植树节	13 廿六	14 廿七	15 廿八	16 廿九	17 2月大
18 初二	19 初三	20 初四	21 春分	22 初六	23 初七	24 初八	25 初九	26 初十	27 十一	28 十二	29 十三	30 十四	31 十五							

8

2018 年 3 月

星期四

农历正月廿一　　妇女节

9

2018 年 3 月

星期五

农历正月廿二

擦热肾俞，生发肾气

方　　法：擦肾俞穴。

穴位定位：肾俞穴位于第 2 腰椎棘突下，旁开 1.5 寸，在腰背筋膜、最长肌和髂肋肌之间。

使用说明：挺胸，吸气，在侧胸部可以摸到肋骨的下缘，较胖的人用力吸气，用力下压，就可以摸到肋骨的下缘了。沿着肋骨边缘水平向后面摸去，当我们摸到后腰部的肌肉的时候，这就是肾俞的部位。

按摩的时候先搓手，将手心搓热，然后放到肾俞的部位，会感觉到有一股暖流。然后在肾俞部位进行擦动、按摩，因为摩擦生热，热力就会传到肾，肾气得到温煦，就会生长、生发，会感觉到有一股暖流，自内而外地流布于全身，让全身都感觉暖洋洋的。

逐渐扩大摩擦的范围，沿肋骨向前下方移动，可以摩擦到章门穴和带脉穴。在侧腹和腰部的范围内进行摩擦、按摩。可以起到很好的养生保健作用。

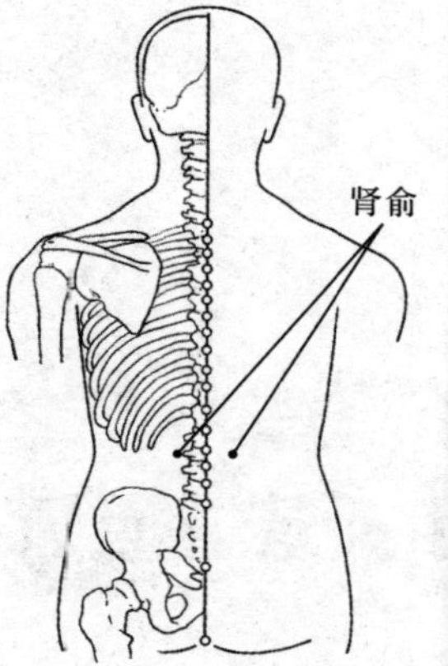

3 MAR 2018

周日	周一	周二	周三	周四	周五	周六	周日	周一	周二	周三	周四	周五	周六	周日	周一	周二	周三	周四	周五	周六
				1 十四	2 元宵节	3 十六	4 十七	5 惊蛰	6 十九	7 二十	8 妇女节	9 廿二	10 廿三	11 廿四	12 植树节	13 廿六	14 廿七	15 廿八	16 廿九	17 2月大
18 初二	19 初三	20 初四	21 春分	22 初六	23 初七	24 初八	25 初九	26 初十	27 十一	28 十二	29 十三	30 十四	31 十五							

10

2018 年 3 月

星期六

农历正月廿三

11

2018 年 3 月

星期日

农历正月廿四

胸闷气短，膻中调气

方　　法：擦膻中穴。

穴位定位：膻中穴，位于胸部，当前正中线上，平第 4 肋间，两乳头连线的中点。

使用说明：最简单的方法是将掌根置于胸前膻中穴的位置，稍用力按下，轻轻揉动 5~10 分钟。也可以双手合十，以双掌大鱼际侧面顶在胸口膻中穴上，然后上下擦动，速度由慢到快，持续摩擦 10~15 分钟，以膻中局部发热，热度扩散到整个胸腔，并能感觉摩擦的局部有发胀的感觉为度。手太阴肺经从胸中肺部起始，经由腋下沿上臂、前臂的内侧前方，循行到手腕，然后经过大鱼际而到达大拇指。所以我们在做此动作的同时，相当于也摩擦、按揉了大鱼际，刺激、调整了肺经，有利于加强宽胸理气的效果，缓解胸闷、气短等症状。

膻中穴又被称为“气会”，是上焦肺之呼吸之气和中焦脾胃之水谷之气会聚的地方，是人体气通行的关键要道。古书上这样形容膻中的位置：肺之间、胸之内、心之外、胃之上。刺激膻中穴，既可以通畅人体全身的气机运行，又可补充人体气的总量，从而起到治疗作用。

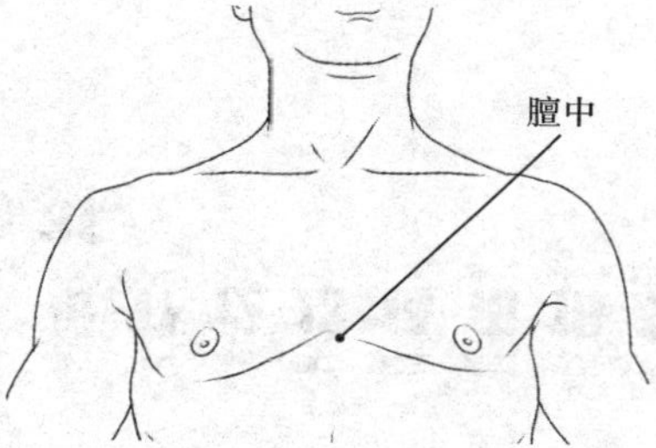

3 MAR 2018

周日	周一	周二	周三	周四	周五	周六	周日	周一	周二	周三	周四	周五	周六	周日	周一	周二	周三	周四	周五	周六
				1	2	3	4	5	6	7	8	9	10	11	12	13	14	15	16	17
				十四	元宵节	十六	十七	惊蛰	十九	二十	妇女节	廿二	廿三	廿四	植树节	廿六	廿七	廿八	廿九	2月大
18	19	20	21	22	23	24	25	26	27	28	29	30	31							
初二	初三	初四	春分	初六	初七	初八	初九	初十	十一	十二	十三	十四	十五							

12

2018 年 3 月

星期一

农历正月廿五　　植树节

13

2018 年 3 月

星期二

农历正月廿六

肾精亏虚，点揉涌泉

方　　法：点揉涌泉穴。

穴位定位：涌泉穴，位于足底，足跖屈卷足时，在足心前1/3的凹陷中。

使用说明：将拇指指尖点在涌泉穴上，先稍用力点下去，坚持10秒钟，放松5秒钟，再点下去，如此反复，然后配合点法后的局部揉动。

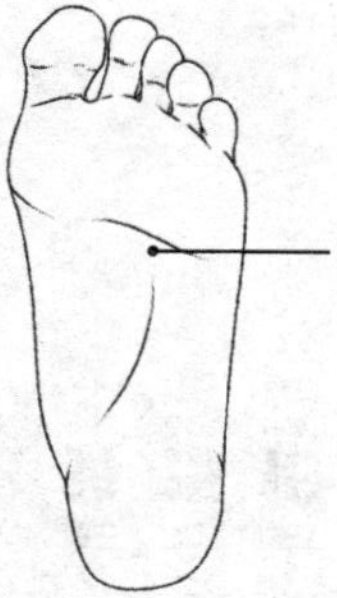

中医有一个术语，叫作“乙癸同源”。乙指的是肝，癸指的是肾。乙癸同源指的是肾精和肝的阴血是可以互化互用的，肝的阴血可以化为肾精，肾精也可以化为肝的阴血。所以肝的阴血不足，同时表明了肾精也已经亏虚。肾精亏虚的主要病机为肝肾阴虚，精血亏少，或纵欲过度，耗伤肾精，必致髓海空虚，耳窍失于充养，故见耳鸣、耳聋、头晕目眩；腰为肾之府，肾阴亏虚，腰府失养，故腰膝酸软；肾阴亏虚，虚火上炎，故见五心烦热，颧红；虚火内扰则潮热盗汗；虚火扰动精室，故遗精滑泄；舌红少苔，脉细数乃肾精亏损、阴虚内热之象。所以，通过掐揉涌泉穴，可以刺激肾经经气，培补肾精，进而补充肝的阴血，使阴血充盛，肝阳有所抑制，因肾精亏虚而导致的头晕头痛可以得到缓解。

3/MAR 2018

周日	周一	周二	周三	周四	周五	周六	周日	周一	周二	周三	周四	周五	周六	周日	周一	周二	周三	周四	周五	周六
				1 十四	2 元宵节	3 十六	4 十七	5 惊蛰	6 十九	7 二十	8 妇女节	9 廿二	10 廿三	11 廿四	12 植树节	13 廿六	14 廿七	15 廿八	16 廿九	17 2月大
18 初二	19 初三	20 初四	21 春分	22 初六	23 初七	24 初八	25 初九	26 初十	27 十一	28 十二	29 十三	30 十四	31 十五							

14

2018 年 3 月

星期三

农历正月廿七

15

2018 年 3 月

星期四

农历正月廿八

消费者权益日

先天不足，后天补养

方　　法：搓命门穴。

穴位定位：命门穴，位于第2、3腰椎棘突间。

使用说明：以左手食、中、无名三指肚搓此穴，会有灼热感。最好先搓尾骨，把尾骨部位搓热后（此为一阳来复），再沿尾骨搓到命门，搓命门5分钟。

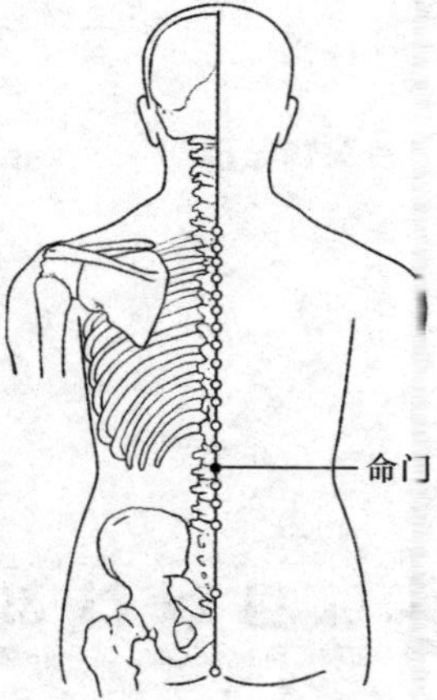

命，是人之根本；门，是出入的门户。命门意指脊骨中的阴性水液由此外输督脉。本穴因其位处腰背的正中部位，内连脊骨，在人体重力场中为位置低下之处，脊骨内的阴性水液由此外输体表督脉，本穴外输的阴性水液有维系督脉气血流行不息的作用，为人体的生命之本，故名命门。

3/MAR 2018

周日	周一	周二	周三	周四	周五	周六	周日	周一	周二	周三	周四	周五	周六	周日	周一	周二	周三	周四	周五	周六
				1 十四	2 元宵节	3 十六	4 十七	5 惊蛰	6 十九	7 二十	8 妇女节	9 廿二	10 廿三	11 廿四	12 植树节	13 廿六	14 廿七	15 廿八	16 廿九	17 2月大
18 初二	19 初三	20 初四	21 春分	22 初六	23 初七	24 初八	25 初九	26 初十	27 十一	28 十二	29 十三	30 十四	31 十五							

16

2018 年 3 月

星期五

农历正月廿九

17

2018 年 3 月

星期六

农历二月初一　　中国国医节

养生梳头，醒神开窍

方　　法： 穴位梳头。

穴位定位： 百会穴，见2页；上星穴，位于人体的头部，当前发际正中直上1寸；风池穴，见66页；目窗穴，位于人体的头部，当前发际上1.5寸，头正中线旁开2.25寸；神庭穴，在头部，当前发际正中直上0.5寸；通天穴，位于前发际直上4寸，旁开1.5寸。

使用说明： 《养生论》说：春三月，每朝梳头一二百下，寿自高。每天用砭石制成的粗齿梳梳头，即梳理按摩头部百会前后左右的经脉穴位，尽管只是"举手之劳"，却能宣行瘀滞，疏理气血，通达阳气。

一天之中晨为阳气升发之时，此时梳头有醒神开窍的功效，可以预防中风，促进中风后遗症的康复。脑溢血或脑血栓引起的瘫痪、肢体麻木、反应迟钝、记忆衰退、失语、嘴歪眼斜、大小便失禁等后遗症患者，若能长期坚持梳理百会、上星、风池、目窗、神庭、通天等穴位，对以上症状都可起到缓解和治疗作用。

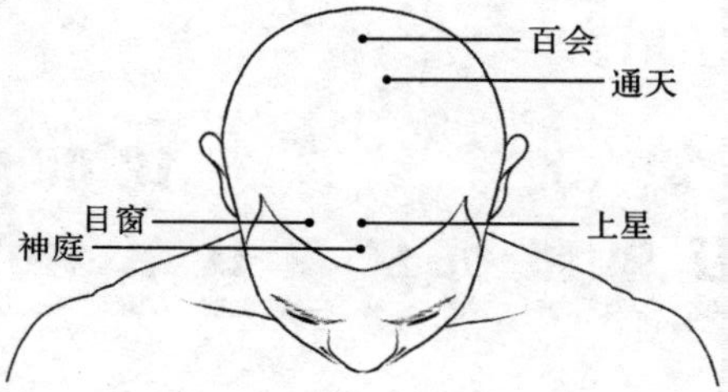

3/MAR 2018

周日	周一	周二	周三	周四	周五	周六	周日	周一	周二	周三	周四	周五	周六	周日	周一	周二	周三	周四	周五	周六
				1 十四	2 元宵节	3 十六	4 十七	5 惊蛰	6 十九	7 二十	8 妇女节	9 廿二	10 廿三	11 廿四	12 植树节	13 廿六	14 廿七	15 廿八	16 廿九	17 2月大
18 初二	19 初三	20 初四	21 春分	22 初六	23 初七	24 初八	25 初九	26 初十	27 十一	28 十二	29 十三	30 十四	31 十五							

18

2018 年 3 月

星期日

农历二月初二 龙头节

19

2018 年 3 月

星期一

农历二月初三

内关外关，平衡阴阳

方　　法： 点内关、外关穴。

穴位定位： 内关穴，位于前臂正中，腕横纹上2寸，在桡侧屈腕肌腱与掌长肌腱之间取穴；外关穴位于前臂背侧，手腕横纹向上约3指宽处，与正面内关相对。

使用说明： 将拇指指尖立起，放在腕后2寸两筋之间的内关穴上，拇指向下用力，原地点按，这时会出现明显的酸胀感；在手臂背侧与内关穴相对应的地方即是外关穴，按揉方法相同，注意上下要同时用力。

内关穴具有行气活血、宣肺理气、宁心安神、宽胸利肺的功能，为治疗心、胸、肺、胃等一切疾患的主穴；而外关是三焦经的络穴，沟通的是三焦经与心包经，是人体内气机通畅和水液散布的通道的关键控制点。因此点压时同时刺激两个穴位，就可以起到双重的沟通效果，达到阴阳平衡的状态。

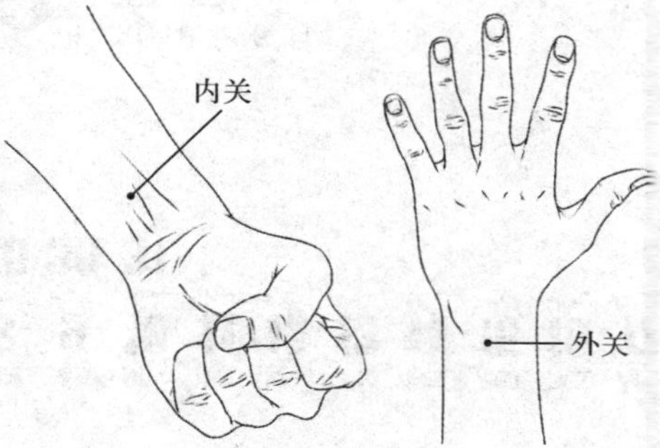

3/MAR 2018

周日	周一	周二	周三	周四	周五	周六	周日	周一	周二	周三	周四	周五	周六	周日	周一	周二	周三	周四	周五	周六
				1	2	3	4	5	6	7	8	9	10	11	12	13	14	15	16	17
				十四	元宵节	十六	十七	惊蛰	十九	二十	妇女节	廿二	廿三	廿四	植树节	廿六	廿七	廿八	廿九	2月大
18	19	20	21	22	23	24	25	26	27	28	29	30	31							
初二	初三	初四	春分	初六	初七	初八	初九	初十	十一	十二	十三	十四	十五							

20

2018 年 3 月

星期二

农历二月初四

21

2018 年 3 月

星期三

农历二月初五　　春分

失眠多梦，印堂安眠

方　　法： 印堂穴埋针。

穴位定位： 印堂穴，位于人体额部，两眉头正中间的部位。

使用说明： 用短针，甚至镲针，晚上临睡前，一只手捏起两眉之间印堂穴的皮肤，另一手将针从上往下平着从捏起来的皮肉中刺入，行针得气后，用一块透明的医用胶带把针柄固定在额头上，睡醒后再起针拔下，可以有效地改善失眠症状。

如果觉得埋针不方便，也可以采用简单的按摩方法：食指中指并拢，从印堂穴的位置依次螺旋状往上按摩。晚上临睡前自己按揉3~5分钟，可以让你睡得安稳。

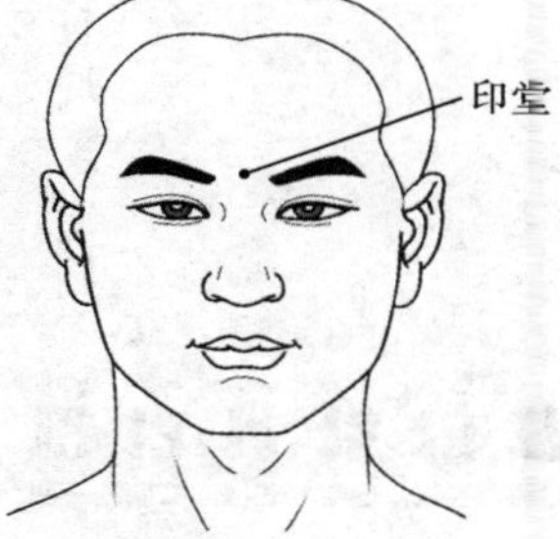

为什么印堂穴有这么奇妙的功效呢？其实，这一切都与督脉和足太阳膀胱经的循行有关。印堂穴，位于两眉正中间的部位，督脉从此循行经过。督脉，起于两肾之间，总督人体一身之阳。而足太阳膀胱经起于内侧眼角的睛明穴，向上循行经过印堂旁边，也就是眉毛内侧端的眉头位置，行至头顶与督脉交汇于头顶百会穴，入络脑，故能安神助眠。

3/MAR 2018

周日	周一	周二	周三	周四	周五	周六	周日	周一	周二	周三	周四	周五	周六	周日	周一	周二	周三	周四	周五	周六
				1 十四	2 元宵节	3 十六	4 十七	5 惊蛰	6 十九	7 二十	8 妇女节	9 廿二	10 廿三	11 廿四	12 植树节	13 廿六	14 廿七	15 廿八	16 廿九	17 2月大
18 初二	19 初三	20 初四	21 春分	22 初六	23 初七	24 初八	25 初九	26 初十	27 十一	28 十二	29 十三	30 十四	31 十五							

22

2018 年 3 月

星期四

农历二月初六

23

2018 年 3 月

星期五

农历二月初七

孔最、迎香，速止鼻衄

方　　法：点孔最、迎香，少商、商阳穴刺血。

穴位定位：孔最穴，在寸口直上，与前臂肌肉变丰厚处相平的地方；迎香穴，在鼻翼外缘中点旁，当鼻唇沟中；少商穴，拇指末端桡侧，指甲根角侧上方 0.1 寸；商阳穴，手食指末节桡侧，距指甲角 0.1 寸。

使用说明：一只手拇指立起来用力点按孔最穴，注意一定要让拇指指尖与穴区表面呈 90° 垂直向下用力，因为指尖的接触面积小，刺激更强，可以产生发麻的感觉，止血效果更好。点孔最穴的同时，孔最穴所在这一侧的手臂也别闲着，其食指指尖点按同侧的迎香穴，这个姿势有点像罗丹著名的雕像“思想者”，只不过人家是低头作沉思状，而我们还得把头仰起来望天，不过望天不白望，因为这个动作可以“体位止血”。

一点孔最穴，二点迎香穴，三做体位，对症治疗三部曲，
迅速止血不用慌；少商、商阳穴刺血，隔日一次，左右交替，
清泄肺与大肠热，治病求本解难题。

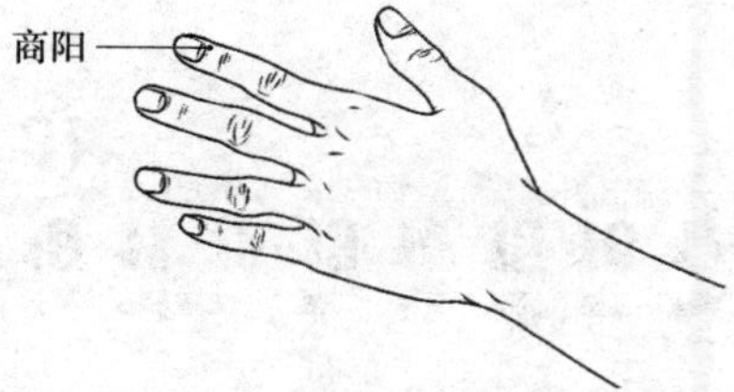

3/MAR 2018

周日	周一	周二	周三	周四	周五	周六	周日	周一	周二	周三	周四	周五	周六	周日	周一	周二	周三	周四	周五	周六
				1 十四	2 元宵节	3 十六	4 十七	5 惊蛰	6 十九	7 二十	8 妇女节	9 廿二	10 廿三	11 廿四	12 植树节	13 廿六	14 廿七	15 廿八	16 廿九	17 2月大
18 初二	19 初三	20 初四	21 春分	22 初六	23 初七	24 初八	25 初九	26 初十	27 十一	28 十二	29 十三	30 十四	31 十五							

24

2018 年 3 月

星期六

农历二月初八　　世界防治结核病日

25

2018 年 3 月

星期日

农历二月初九

牙齿疼痛，点按合谷

方　　法：点按合谷穴。

穴位定位：合谷穴，当第1、2掌骨之间，掌骨桡侧的中点处。或以一手的拇指指间关节横纹，放在另一手拇、食指之间的指蹼缘上，当拇指尖下是穴。

使用说明：普通定合谷穴，是取在第1、2掌骨之间，而用合谷穴止痛时，不管什么样的疼痛，都要用另外一个方法来取穴：取第2掌骨（就是食指之下的掌骨）桡侧（即靠近拇指的一侧）中点，然后沿着第2掌骨边缘垂直进针约7分深。不会针刺的人可以将另外一手拇指指尖立起来，垂直点按，酸胀麻的感觉会瞬间出现，同样有效。不过点按的时间稍长，3~5分钟后，疼痛多可缓解。

“面口合谷收”，合谷是手阳明大肠经上的穴位，手阳明大肠经和足阳明胃经穴位在面部、口唇周围分布十分密集，并且这两条经脉气血在鼻旁迎香穴交接在一起，所以通过刺激大肠经的原穴合谷，调整手足阳明经的经气运行，就可以治疗远在头面部的疾病。除了止牙痛，合谷还可以止胃痛、关节痛、痛经等各类疼痛，甚至包括外伤性疼痛。如果你在野外受伤又不能及时得到救治，自救的时候，合谷也许能帮点忙。

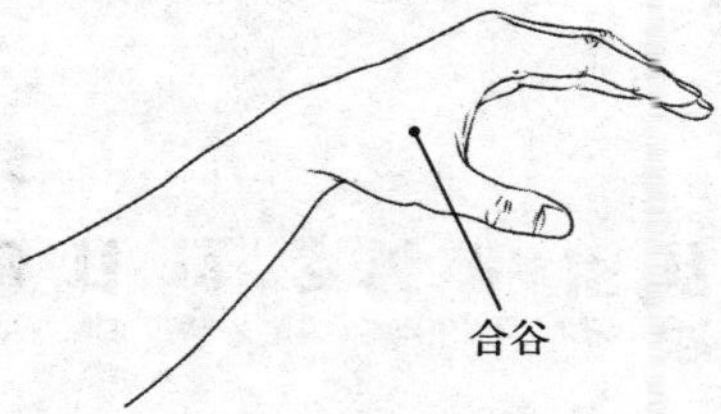

3/MAR 2018

周日	周一	周二	周三	周四	周五	周六	周日	周一	周二	周三	周四	周五	周六	周日	周一	周二	周三	周四	周五	周六
				1 十四	2 元宵节	3 十六	4 十七	5 惊蛰	6 十九	7 二十	8 妇女节	9 廿二	10 廿三	11 廿四	12 植树节	13 廿六	14 廿七	15 廿八	16 廿九	17 2月大
18 初二	19 初三	20 初四	21 春分	22 初六	23 初七	24 初八	25 初九	26 初十	27 十一	28 十二	29 十三	30 十四	31 十五							

26

2018 年 3 月
星期一
农历二月初十

27

2018 年 3 月
星期二
农历二月十一

心慌胸闷，弹拨极泉

方　　法：弹拨极泉穴。

穴位定位：极泉穴，在腋窝顶点，腋动脉搏动处。

使用说明：将右手拇指水平立起，伸入左侧腋窝内，可触及一簇条索，此处腋神经、腋动脉、腋静脉集合成束，触摸时手指下会有条索感，极泉就在这个位置。用力弹拨位于腋窝顶点的极泉穴，也就是用力弹拨这根条索，注意弹拨时拇指要用力勾按，弹拨的速度不要过快，一下是一下，很快就会有明显的酸麻感，并向肩部、上肢放散。而几乎与此同时，胸闷、心悸症状会迅速缓解。注意，操作要领中有两点十分重要：一是一定要出现麻的感觉，二是一定要弹拨左侧的极泉穴，因为离心脏更近嘛！

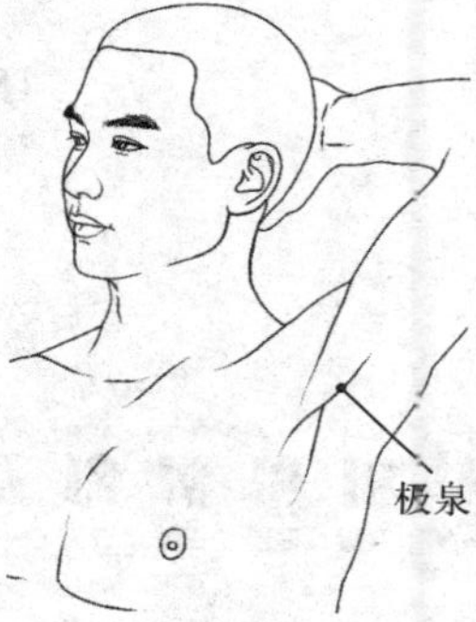

极泉穴是手少阴心经的起始穴，与心相连，且位于腋窝的最深处，集中了许多与心脏相联系的神经和血管。因此，对极泉穴进行弹拨，可以把刺激传导到心脏，具有保健和急救两大功用。

3 MAR 2018

周日	周一	周二	周三	周四	周五	周六	周日	周一	周二	周三	周四	周五	周六	周日	周一	周二	周三	周四	周五	周六
				1 十四	2 元宵节	3 十六	4 十七	5 惊蛰	6 十九	7 二十	8 妇女节	9 廿二	10 廿三	11 廿四	12 植树节	13 廿六	14 廿七	15 廿八	16 廿九	17 2月大
18 初二	19 初三	20 初四	21 春分	22 初六	23 初七	24 初八	25 初九	26 初十	27 十一	28 十二	29 十三	30 十四	31 十五							

28

2018 年 3 月

星期三

农历二月十二

29

2018 年 3 月

星期四

农历二月十三

鼻塞鼻炎，摩擦迎香

方　　法：擦迎香、上迎香穴。

穴位定位：迎香穴，位于鼻翼外缘中点水平旁开的鼻唇沟内；上迎香穴则是在鼻唇沟向上沿伸至鼻翼上缘处。

使用说明：用手掌大鱼际（当然，用手指指腹也可以），擦摩鼻旁鼻唇沟，自迎香穴至上迎香穴，反复纵向擦摩，使局部发红发热即可，可以起到通畅鼻窍、缓解鼻塞、治疗鼻炎的作用。

“腧穴所在，主治所在。”迎香是手阳明大肠经的最后一个穴位，位于鼻翼两侧，也是手阳明大肠经和足阳明胃经相交接的地方，与胃及大肠的气血相交通，故能治疗鼻部疾病。将迎香穴与上迎香穴配合起来使用，可使治疗鼻炎的效果倍增。用双手鱼际擦摩的好处在于，可以同时刺激鱼际穴，是宣肺气、泻肺热、通鼻窍的好方法。

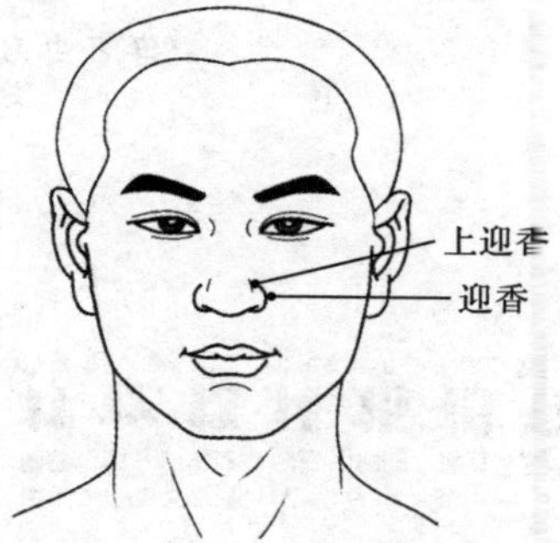

3 MAR 2018

周日	周一	周二	周三	周四	周五	周六	周日	周一	周二	周三	周四	周五	周六	周日	周一	周二	周三	周四	周五	周六
				1 十四	2 元宵节	3 十六	4 十七	5 惊蛰	6 十九	7 二十	8 妇女节	9 廿二	10 廿三	11 廿四	12 植树节	13 廿六	14 廿七	15 廿八	16 廿九	17 2月大
18 初二	19 初三	20 初四	21 春分	22 初六	23 初七	24 初八	25 初九	26 初十	27 十一	28 十二	29 十三	30 十四	31 十五							

30

2018 年 3 月

星期五

农历二月十四

31

2018 年 3 月

星期六

农历二月十五

安神醒脑，巧拿五经

方　　法： 拿五经。

穴位定位： 督脉，在头部正中；膀胱经，位于头部正中与额角之间内 1/3 处；胆经，位于头部正中与额角之间外 1/3 处。

使用说明： 五指张开，分别置于前发际督脉、膀胱经、胆经的循行线上（中指位于头部正中的督脉线上，食指和无名指位于膀胱经线上，拇指与小指位于胆经线上）。五指指尖立起，用力点按 5~10 秒，使点按处出现明显的酸胀感，然后指尖放松，五指垂直向上移动约半厘米的距离，再次用力点按，如此推进，自前发际一直点按至后头部颅底，计为一次，共治疗 20~30 次。

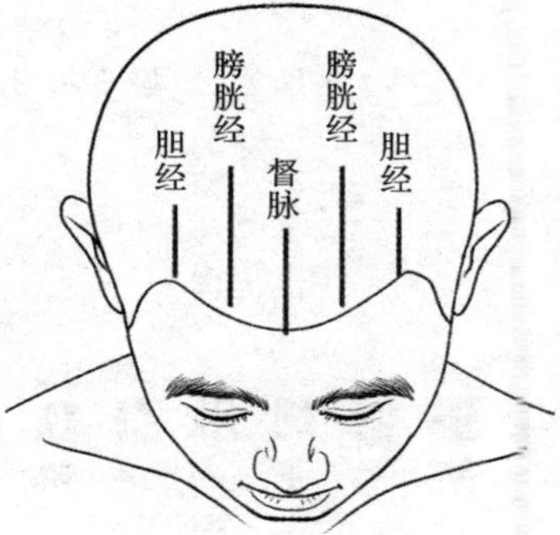

一般情况下，可于每日清晨起床后对镜操作，可疏通头部经脉、清脑明目、安神醒脑，不仅可以起到预防中风的作用，更可以使头脑清醒，从容应对一天的工作。而在其他时间亦可随时拿拿五经，时间可长可短，可以迅速缓解疲劳，使头脑清醒。

周日	周一	周二	周三	周四	周五	周六	周日	周一	周二	周三	周四	周五	周六	周日	周一	周二	周三	周四	周五	周六
1	2	3	4	5	6	7	8	9	10	11	12	13	14	15	16	17	18	19	20	21
愚人节	十七	十八	十九	清明节	廿一	廿二	廿三	廿四	廿五	廿六	廿七	廿八	廿九	三十	3月小	初二	初三	初四	谷雨	初六
22	23	24	25	26	27	28	29	30												
初七	初八	初九	初十	十一	十二	十三	十四	十五												

1

2018 年 4 月

星期日

农历二月十六　　愚人节

2

2018 年 4 月

星期一

农历二月十七

肝郁气滞，四关调节

方　　法：点揉合谷、太冲穴。

穴位定位：太冲穴，在足背部，第1、2趾间，趾骨底结合部前方凹陷中，足背动脉搏动处；合谷穴，属手阳明大肠经腧穴，位于第1、2掌骨之间，当第2掌骨桡侧的中点处。

使用说明：用拇指指尖用力点在穴位上，此时食指放在手或足内侧的对应位置上，相对用力，以加强点按力道，使穴区出现明显的酸胀感，甚至向四周放散。每穴点半分钟，然后改为揉法一分钟，揉时力道稍减轻，但也要保持一定向下点压的力量。四穴交替操作至情绪缓和为止。点揉太冲穴不方便时，仅点揉合谷穴亦可缓解症状。

清明时节人们用祭祀表达对逝者的思念和缅怀，难免心中惆怅，郁意难抒。而有这样一对穴位组合，具有疏肝解郁，行气活血，和胃降逆，定志安眠之效。二穴相互作用，相得益彰。

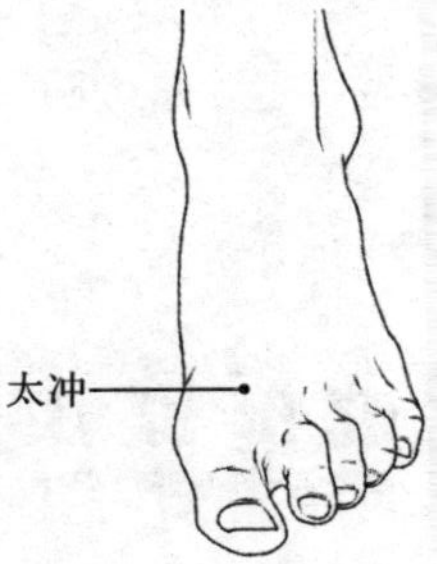

4 APR 2018

周日	周一	周二	周三	周四	周五	周六	周日	周一	周二	周三	周四	周五	周六	周日	周一	周二	周三	周四	周五	周六
1	2	3	4	5	6	7	8	9	10	11	12	13	14	15	16	17	18	19	20	21
愚人节	十七	十八	十九	清明节	廿一	廿二	廿三	廿四	廿五	廿六	廿七	廿八	廿九	三十	3月小	初二	初三	初四	谷雨	初六
22	23	24	25	26	27	28	29	30												
初七	初八	初九	初十	十一	十二	十三	十四	十五												

3 2018 年 4 月
星期二
农历二月十八

4 2018 年 4 月
星期三
农历二月十九

防治感冒，按摩合谷

方　　法： 按摩合谷穴。

穴位定位： 合谷穴，位于1、2掌骨之间，当第2掌骨桡侧的中点处。或以一手的拇指指间关节横纹，放在另一手拇、食指之间的指蹼缘上，当拇指尖下是穴。

使用说明： 有外感症状时，两手可以交替按摩，用拇指屈曲垂直按在合谷穴上，做一紧一松的按压，频率为每2秒钟一次，即每分钟30次左右。重要的是按压的力量需要有一定的强度，穴位下面要出现酸、麻、胀的感觉，即有“得气”现象为好，这样才能起到防病治病的作用。每次10分钟，按摩完后再喝一杯热开水，出出汗，感冒就可以缓解。

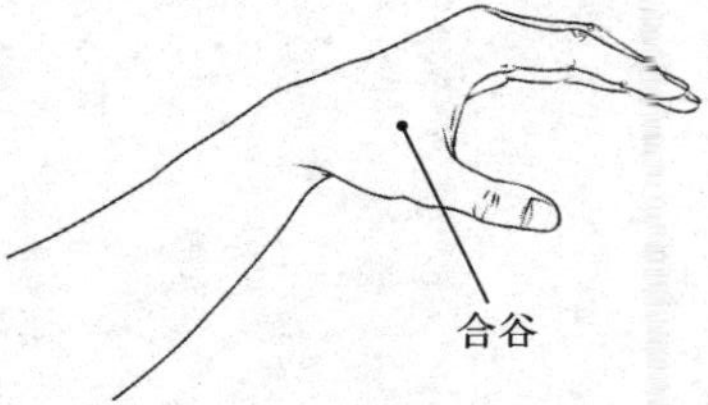

平时没有感冒症状时也可以经常按摩合谷穴，但手法要轻柔一些，可以起到预防作用，要知道，感冒可是百病之母啊！

4 APR 2018

周日	周一	周二	周三	周四	周五	周六	周日	周一	周二	周三	周四	周五	周六	周日	周一	周二	周三	周四	周五	周六
1	2	3	4	5	6	7	8	9	10	11	12	13	14	15	16	17	18	19	20	21
愚人节	十七	十八	十九	清明节	廿一	廿二	廿三	廿四	廿五	廿六	廿七	廿八	廿九	三十	3月小	初二	初三	初四	谷雨	初六
22	23	24	25	26	27	28	29	30												
初七	初八	初九	初十	十一	十二	十三	十四	十五												

5

2018 年 4 月
星期四
农历二月二十　　清明节

6

2018 年 4 月
星期五
农历二月廿一

保健要穴，按足三里

方　　法：按摩足三里穴。

穴位定位：足三里穴，位于小腿外侧，犊鼻下3寸，犊鼻与解溪穴连线上。

使用说明：在犊鼻穴下不远处，我们可以触摸到胫骨有一个骨性突起，在解剖上称为胫骨结节。在胫骨结节下缘再向下一横食指，旁开胫骨外缘一横中指处，取足三里。这种取法，不受体位影响，准确而快速。

足三里就是一个“万能穴”、强壮穴、排毒穴、养颜穴，它是能够治疗消化器官疾病、头痛、牙痛、神经痛、鼻部疾病、心脏疾病、呼吸器官疾病、胃下垂、食欲不振、下痢、腹部胀满、呕吐等一切胃肠、腹部不适的主穴。此外，对更年期不适、腰腿疲劳、皮肤粗糙也很有效。因此，平常不妨多多按摩此穴。

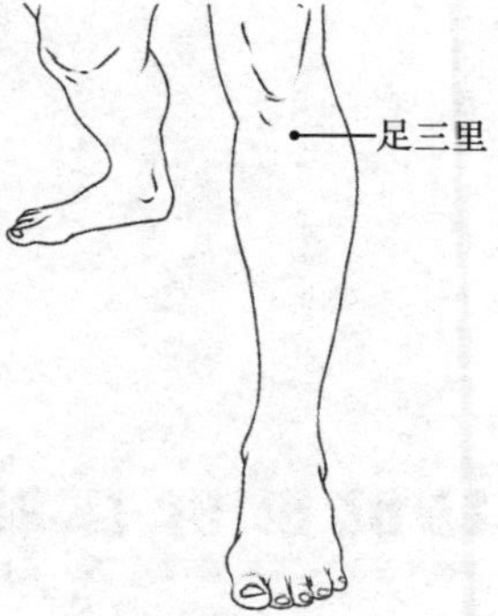

4/APR 2018

周日	周一	周二	周三	周四	周五	周六	周日	周一	周二	周三	周四	周五	周六	周日	周一	周二	周三	周四	周五	周六
1	**2**	**3**	**4**	**5**	**6**	**7**	**8**	**9**	**10**	**11**	**12**	**13**	**14**	**15**	**16**	**17**	**18**	**19**	**20**	**21**
愚人节	十七	十八	十九	清明节	廿一	廿二	廿三	廿四	廿五	廿六	廿七	廿八	廿九	三十	3月小	初二	初三	初四	谷雨	初六
22	**23**	**24**	**25**	**26**	**27**	**28**	**29**	**30**												
初七	初八	初九	初十	十一	十二	十三	十四	十五												

7

2018 年 4 月
星期六
农历二月廿二　　世界卫生日

8

2018 年 4 月
星期日
农历二月廿三

便秘腹泻，天枢、三里

方　　法：针刺足三里、天枢穴。

穴位定位：足三里穴，位于小腿外侧，犊鼻下 3 寸，犊鼻与解溪穴连线上；天枢穴，位于腹部，横平脐中，前正中线旁开 2 寸。

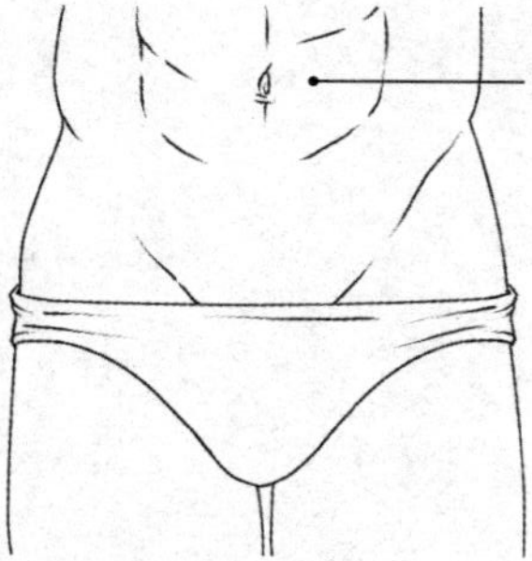

使用说明：《黄帝内经》中提到："邪在脾胃，则病肌肉痛。阳气有余，阴气不足，则热中善饥；阳气不足，阴气有余，则寒中肠鸣腹痛。阴阳俱有作，若俱不足，则有寒有热。皆调于三里。"临床中针刺足三里穴（1~2 寸），的确对便秘患者有润滑的效果，而对腹泻的患者则有收涩的效果，这就是穴位的良性双向调节作用，而且这种调节作用不会出现矫枉过正的情况，"以平为期"。此外，天枢穴也具有这样的双向调节作用，既可治疗腹泻，又可以治疗便秘。对便秘者有通便作用，对腹泻者有止泻作用。临床多直刺 1~1.5 寸。

4/APR 2018

周日	周一	周二	周三	周四	周五	周六	周日	周一	周二	周三	周四	周五	周六	周日	周一	周二	周三	周四	周五	周六
1	2	3	4	5	6	7	8	9	10	11	12	13	14	15	16	17	18	19	20	21
愚人节	十七	十八	十九	清明节	廿一	廿二	廿三	廿四	廿五	廿六	廿七	廿八	廿九	三十	3月小	初二	初三	初四	谷雨	初六
22	23	24	25	26	27	28	29	30												
初七	初八	初九	初十	十一	十二	十三	十四	十五												

9

2018 年 4 月

星期一

农历二月廿四

10

2018 年 4 月

星期二

农历二月廿五

非洲环境保护日

腰酸腿疼，点按合阳

方　　法：点合阳穴。

穴位定位：合阳穴，位于小腿后面，当委中穴与承山穴的连线上，委中穴直下2寸。

使用说明：首先找到膝盖背侧的腘窝，也就是平时俗称为“腿弯儿”的地方，在其横纹的中点处取委中，然后在委中直下2～3指处，当小腿背侧正中线上，将拇指立起，与小腿纵线平行，用力点下，注意要极度用力，使局部出现明显的酸胀感，努力上下按压，直到小腿出现麻感为佳，点穴的同时，可以让患者做轻微的晃腰动作，使局部放松，可以迅速缓解腰腿痛。

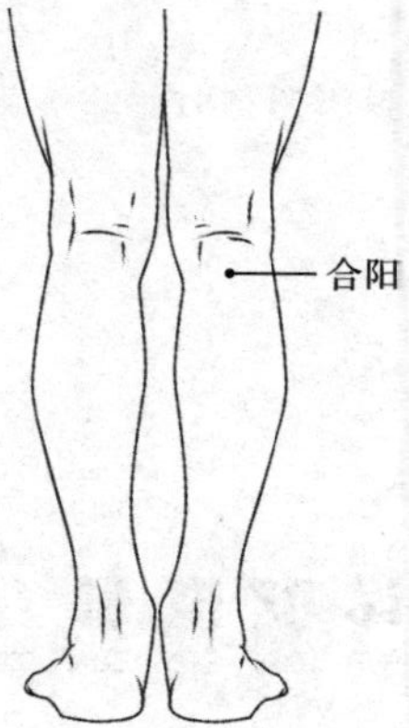

需要提醒的是，点合阳穴治腰腿痛，采用的是“左病右取，右病左取”的交叉取穴法，哪边腰痛，就点对侧合阳穴，双侧都痛，那就两边都点吧。

4 APR 2018

周日	周一	周二	周三	周四	周五	周六	周日	周一	周二	周三	周四	周五	周六	周日	周一	周二	周三	周四	周五	周六
1	2	3	4	5	6	7	8	9	10	11	12	13	14	15	16	17	18	19	20	21
愚人节	十七	十八	十九	清明节	廿一	廿二	廿三	廿四	廿五	廿六	廿七	廿八	廿九	三十	3月小	初二	初三	初四	谷雨	初六
22	23	24	25	26	27	28	29	30												
初七	初八	初九	初十	十一	十二	十三	十四	十五												

11

2018 年 4 月
星期三
农历二月廿六　　世界帕金森病日

12

2018 年 4 月
星期四
农历二月廿七

刺血拔罐，治疗鼻渊

方　　法：尺泽穴刺血拔罐。

穴位定位：尺泽穴，在肘横纹中，肱二头肌腱桡侧凹陷处，微屈肘取穴。

使用说明：在肘关节内侧横纹中，找到一个粗大的肌腱，这就是肱二头肌肌腱，在肌腱的外侧凹陷内就是尺泽穴，操作时在尺泽穴附近寻找静脉点刺出血，再加拔一个小罐，以使出血增加，可泻肺热，治疗实热型的咳喘、鼻炎等。

鼻渊是中医的说法，相当于西医学的鼻窦炎症性疾病。实热性的鼻渊，以鼻流浓涕，如泉下渗，量多不止为主要特征。这是肺热或大肠有热的表现。肺在五行属金，按照“虚则补其母、实则泻其子”的原则，应该选择肺经的子穴做泻法。金生水，水为金之子，所以选择的泻肺热的穴位，就是手太阴肺经的合水穴——尺泽。

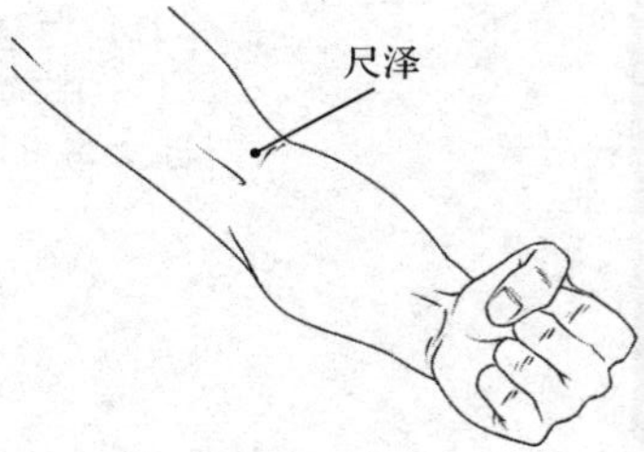

4/APR 2018

周日	周一	周二	周三	周四	周五	周六	周日	周一	周二	周三	周四	周五	周六	周日	周一	周二	周三	周四	周五	周六
1	**2**	**3**	**4**	**5**	**6**	**7**	**8**	**9**	**10**	**11**	**12**	**13**	**14**	**15**	**16**	**17**	**18**	**19**	**20**	**21**
愚人节	十七	十八	十九	清明节	廿一	廿二	廿三	廿四	廿五	廿六	廿七	廿八	廿九	三十	3月小	初二	初三	初四	谷雨	初六
22	**23**	**24**	**25**	**26**	**27**	**28**	**29**	**30**												
初七	初八	初九	初十	十一	十二	十三	十四	十五												

13

2018 年 4 月

星期五

农历二月廿八

14

2018 年 4 月

星期六

农历二月廿九

先天之气，按摩关元

方　　法： 摩关元穴。

穴位定位： 关元穴，任脉穴，在下腹部，前正中线上，当脐下 3 寸。

使用说明： 双手相对，搓热掌心，先放在关元穴上，使关元穴感受到温热的刺激，会很舒服。然后以腕关节为中心，连同前臂在关元穴做顺时针节律性的环旋运动，顺时针摩为补益之法。操作时肘关节自然屈曲，腕部放松。摩关元时动作应缓和，保持频率 80 ~ 90 次 / 分钟为宜。每次操作时间应不少于 5 分钟，以关元穴局部有温热感，并持续向腹内渗透为度。

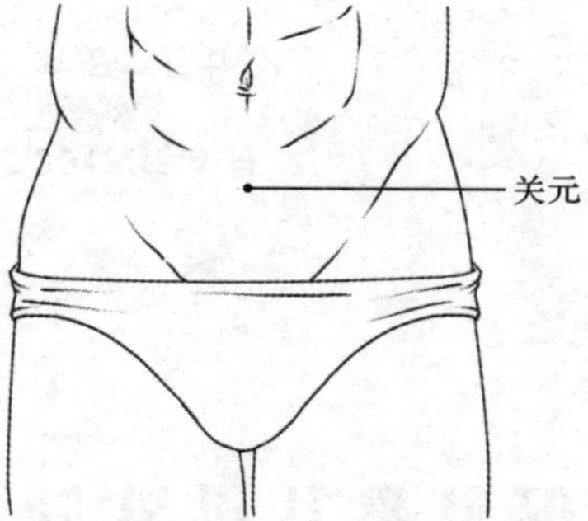

关元，元，指元气，即禀受于先天的原始之气，为人体的元阴元阳。因为这个穴位靠近肾脏，元气由元精炼化而成，而人的先天元气又藏于肾。故而摩关元，能够守养元气，补益先天，以达到延年益寿的作用。

周日	周一	周二	周三	周四	周五	周六	周日	周一	周二	周三	周四	周五	周六	周日	周一	周二	周三	周四	周五	周六
1 愚人节	2 十七	3 十八	4 十九	5 清明节	6 廿一	7 廿二	8 廿三	9 廿四	10 廿五	11 廿六	12 廿七	13 廿八	14 廿九	15 三十	16 3月小	17 初二	18 初三	19 初四	20 谷雨	21 初六
22 初七	23 初八	24 初九	25 初十	26 十一	27 十二	28 十三	29 十四	30 十五												

15

2018 年 4 月

星期日

农历二月三十

16

2018 年 4 月

星期一

农历三月初一

调和阴阳，华佗夹脊

方　　法：夹脊穴梅花针叩刺法。

穴位定位：夹脊穴，当第1胸椎至第5腰椎棘突下两侧，后正中线旁开0.5寸，一侧17个穴位。

使用说明：患者取俯卧位，医生在其夹脊穴消毒，然后利用腕力将梅花针的针柄做上下有节奏的弹击，使七星针头平稳地落在患者的皮肤上，专业术语称为“叩刺”。当针叩刺到皮肤时，针尖不会刺破皮肤，而是受阻弹起。按节段从上至下依次叩刺下来，每一节段的一侧夹脊穴区，要叩刺500下左右。治疗完成时，局部皮肤仅会充血发红，脊柱两侧看起来就像两条泛红的色带。

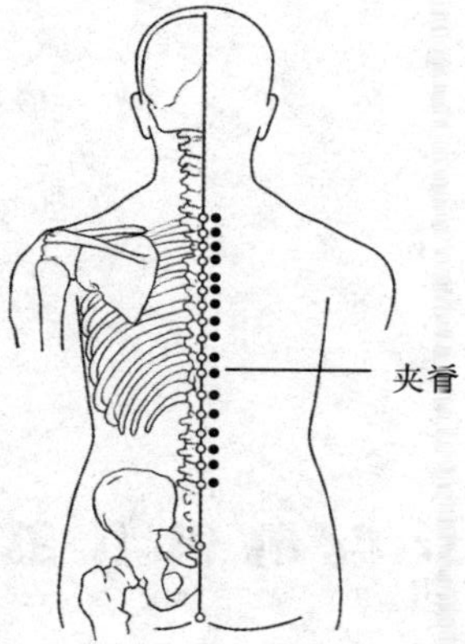

可以每天一次，或隔日一次，有协调五脏、平衡阴阳的作用，既可以用于日常保健，又可以用于许多疾病的康复治疗。

4 APR 2018

周日	周一	周二	周三	周四	周五	周六	周日	周一	周二	周三	周四	周五	周六	周日	周一	周二	周三	周四	周五	周六
1	2	3	4	5	6	7	8	9	10	11	12	13	14	15	16	17	18	19	20	21
愚人节	十七	十八	十九	清明节	廿一	廿二	廿三	廿四	廿五	廿六	廿七	廿八	廿九	三十	3月小	初二	初三	初四	谷雨	初六
22	23	24	25	26	27	28	29	30												
初七	初八	初九	初十	十一	十二	十三	十四	十五												

17

2018 年 4 月

星期二

农历三月初二　　世界血友病日

18

2018 年 4 月

星期三

农历三月初三

谷雨补脾，按揉太白

方　　法： 揉按太白穴。

穴位定位： 太白穴，在足内侧，第1跖指关节近端赤白肉际凹陷中。

使用说明： 按摩时要注意力道，不必用太大力气，以穴位处微微感到胀痛为度，每天坚持按揉3～5分钟，不用吃任何药也能补脾。

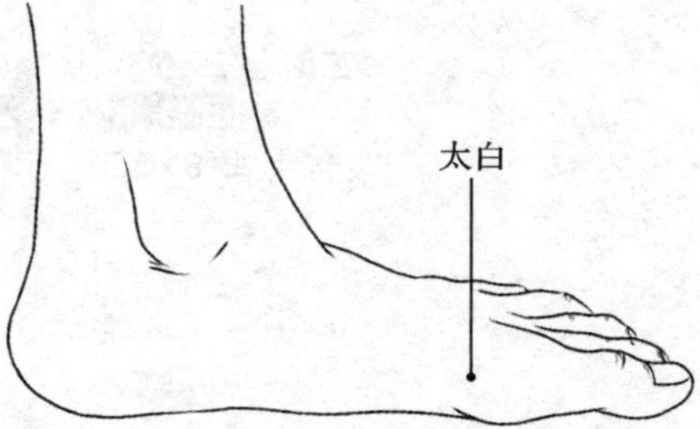

《古法新解会元针灸学》中有："太白者，脾之和也。阴土遇阳而相合，以化金质属肺应象天之太白星。此穴有全土生金之功，故名太白。"太白穴应脾土之性，为脾经腧穴、足太阴原穴，其蒸升之气同合于足太阴脾经的气血特性，能较好地充补脾经经气的不足，为脾经经气的供养之源。

谷雨节气后降雨增多，空气中的湿度逐渐加大，湿易困脾，此时我们在养生中应遵循自然节气的变化，按揉太白穴以助脾气升发。

19

2018 年 4 月

星期四

农历三月初四

20

2018 年 4 月

星期五

农历三月初五 谷雨

鼻塞不适，点按通天

方　　法：点按通天穴 。

穴位定位：通天穴，位于前发际直上 4 寸，旁开 1.5 寸。

使用说明：先找到头顶凹陷处的百会穴，自百会穴向前额约一指宽，旁开头部正中线约一指宽，就是通天穴的位置。用两手拇指持续用力点按此穴，局部会出现明显酸痛感，约 1 分钟后，鼻塞症状可缓解。

通天穴，古人认为它能使肺之气与天之气相通，故名。通天穴是治疗鼻子疾病的特效穴位，因此，鼻塞如果单按迎香穴效果不好的话，可以点按这个穴位，往往能“指下病除”。

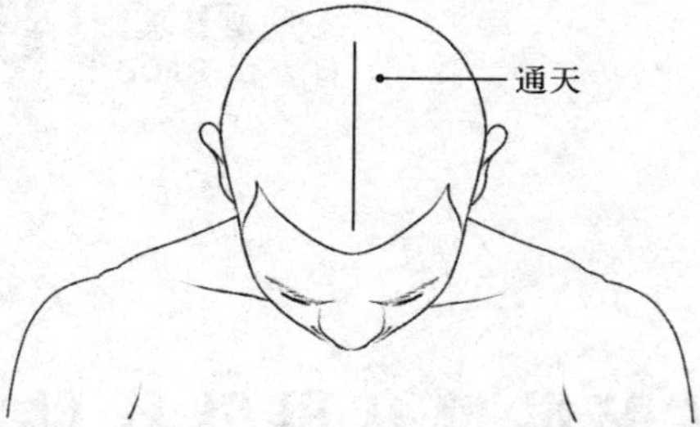

21

2018 年 4 月
星期六
农历三月初六

22

2018 年 4 月
星期日
农历三月初七　　世界地球日

神奇手法，宠物推拿

方　　法： 推捏脊柱。

穴位定位： 宠物脊柱。

使用说明： 开始时让宠物平躺，背部向上（要想固定它们可能有点困难），然后站在爱宠的后方，将两手的中指、无名指和小指握成半拳状，食指半屈，用双手食指中节靠拇指的侧面，抵在它们的尾骨处；大拇指与食指相对，向上捏起皮肤，同时向上捻动。两手交替，沿脊柱从下向上边推边捏边放，一直推到脑后，算做捏脊一遍。第2、3、4遍仍按前法捏脊，但每捏3下需将背部皮肤向上提一次。再重复第一遍的动作两遍，共6遍。当你家的宠物患了小毛病时，不妨试试这种方法。

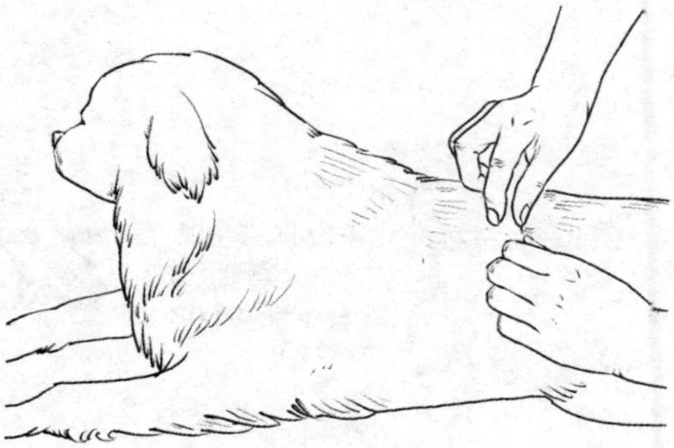

|------|------|------|------|------|------|------|
8 廿三	**9** 廿四	**10** 廿五	**11** 廿六	**12** 廿七	**13** 廿八	**14** 廿九
15 三十	**16** 3月小	**17** 初二	**18** 初三	**19** 初四	**20** 谷雨	**21** 初六
22 初七	**23** 初八	**24** 初九	**25** 初十	**26** 十一	**27** 十二	**28** 十三
29 十四	**30** 十五					

23
2018 年 4 月
星期一
农历三月初八

24
2018 年 4 月
星期二
农历三月初九 　世界实验动物日

小儿疳疾，提捏脊柱

方　　法：小儿捏脊。

穴位定位：脊柱两侧。

使用说明：两手沿着脊柱的两旁，用捏法把皮捏起来，边提捏，边向前推进，由尾骶部捏到枕项部，重复3～5遍。为加强疗效，在捏提到与病情相关的背俞穴上时，可加重捏提力量，并用力向上提捏一次。

小儿捏脊是小儿健脾的常用家庭保健方法，常用于治疗小儿“疳积”之类病症。它具有疏通经络、调整阴阳、促进气血运行、改善脏腑功能以及增强机体抗病能力等作用。

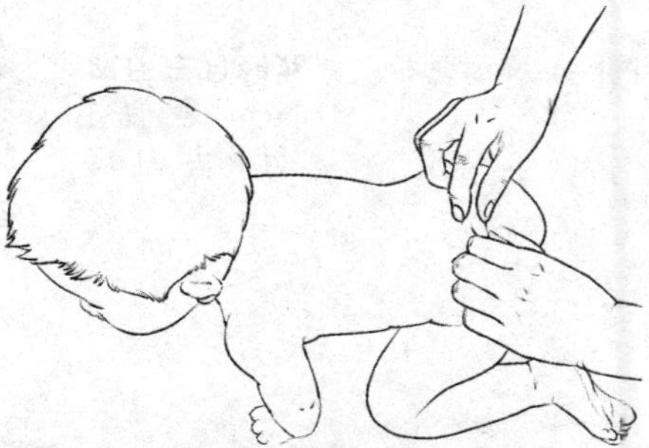

|---|---|---|---|---|---|---|
1 愚人节 初七	**2** 十八	**3** 十八	**4** 十九	**5** 清明节	**6** 廿一	**7** 廿二
8 廿三	**9** 廿四	**10** 廿五	**11** 廿六	**12** 廿七	**13** 廿八	**14** 廿九
15 三十	**16** 3月小	**17** 初二	**18** 初三	**19** 初四	**20** 谷雨	**21** 初六
22 初七	**23** 初八	**24** 初九	**25** 初十	**26** 十一	**27** 十二	**28** 十三
29 十四	**30** 十五					

25

2018 年 4 月
星期三
农历三月初十　全国儿童预防接种宣传日

26

2018 年 4 月
星期四
农历三月十一

补益气血，自然美颜

方　　法：按摩合谷穴。

穴位定位：合谷穴，当第2掌骨桡侧的中点处。或以一手的拇指指骨关节横纹，放在另一手拇、食指之间的指蹼缘上，当拇指尖下是穴。

使用说明：手法很简单，只需每天坚持轻揉合谷，左右交替，每次3～5分钟，每天揉个十次八次的，只要坚持就可使颜面变得光滑、细嫩，并且有预防面部皱纹的功效。

现代人经常熬夜，很多人会出现黑眼圈，按揉合谷可以帮你去掉黑眼圈，平时坐在床上、书桌旁、沙发上，按揉合谷穴非常顺手，随时可按。

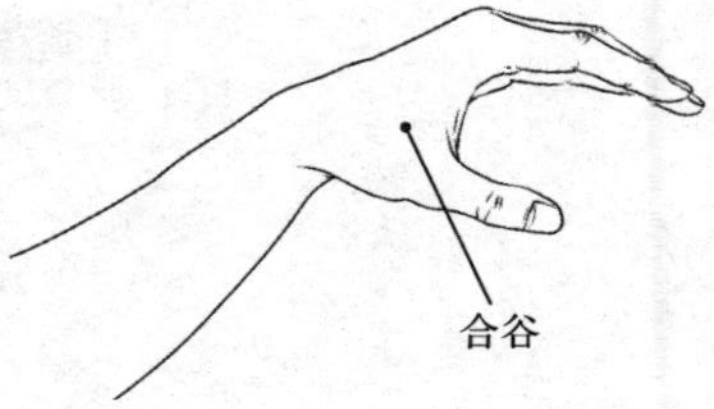

脾胃主管消化，中医称为“气血生化之源”，而合谷是手阳明大肠经的原穴，阳明经脉多气多血，通畅此经可促进气血生化，也就有助补益气血，气血足了，自然脸色看起来就越来越美了。当然，更为重要的是身体的各项机能也就越来越协调了。

|---|---|---|---|---|---|---|
1 愚人节	**2** 十七	**3** 十八	**4** 十九	**5** 清明节	**6** 廿一	**7** 廿二
8 廿三	**9** 廿四	**10** 廿五	**11** 廿六	**12** 廿七	**13** 廿八	**14** 廿九
15 三十	**16** 3月小	**17** 初二	**18** 初三	**19** 初四	**20** 谷雨	**21** 初六
22 初七	**23** 初八	**24** 初九	**25** 初十	**26** 十一	**27** 十二	**28** 十三
29 十四	**30** 十五					

27

2018 年 4 月
星期五
农历三月十二

28

2018 年 4 月
星期六
农历三月十三

扁桃体炎，蒜敷合谷

方　　法： 大蒜贴敷合谷穴。

穴位定位： 合谷穴，位于1、2掌骨之间，当第2掌骨桡侧的中点处。或以一手的拇指指间关节横纹，放在另一手拇、食指之间的指蹼缘上，当拇指尖下是穴。

使用说明： 将大蒜（紫皮者佳）捣烂如糊状，敷于双手虎口（即合谷穴），时间1～3小时，以局部皮肤发痒为度。

合谷为手阳明大肠经原穴，中医有“面口合谷收”的说法，从经脉循行路线上，我们可以看出手阳明大肠经和足阳明胃经这两条“阳明经”在面部、口唇周围分布十分密集，并且这两条经脉气血在鼻旁迎香穴交接在一起，所以通过刺激大肠经的原穴合谷，调整手足阳明经的经气运行，就可以治疗远在头面部的疾病，比如鼻炎、牙龈炎、舌炎、腮腺炎、扁桃体炎等。而大蒜能够解毒消肿，可以加强疗效。

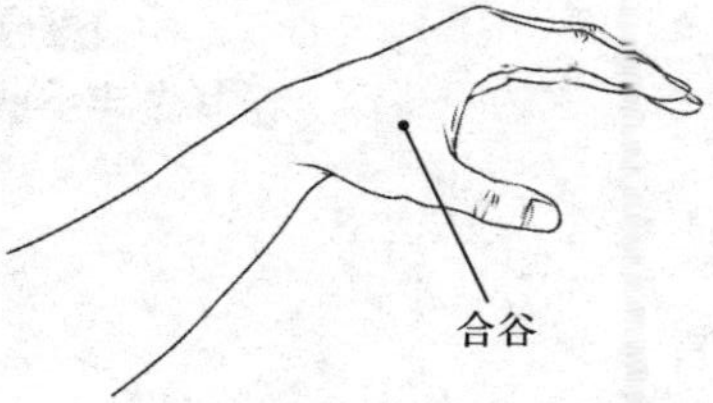

周日	周一	周二	周三	周四	周五	周六	周日	周一	周二	周三	周四	周五	周六	周日	周一	周二	周三	周四	周五	周六
1	2	3	4	5	6	7	8	9	10	11	12	13	14	15	16	17	18	19	20	21
愚人节	十七	十八	十九	清明节	廿一	廿二	廿三	廿四	廿五	廿六	廿七	廿八	廿九	三十	3月小	初二	初三	初四	谷雨	初六
22	23	24	25	26	27	28	29	30												
初七	初八	初九	初十	十一	十二	十三	十四	十五												

29

2018 年 4 月
星期日
农历三月十四　　世界舞蹈日

30

2018 年 4 月
星期一
农历三月十五

肺脏疾病，要穴肺俞

方　　法：灸或贴敷肺俞穴。

穴位定位：肺俞穴，在背部，当第 3 胸椎棘突下，旁开 1.5 寸。

使用说明：肺俞穴是治疗肺脏疾病的要穴，善于治疗肺系疾患如感冒、咳嗽、哮喘等。

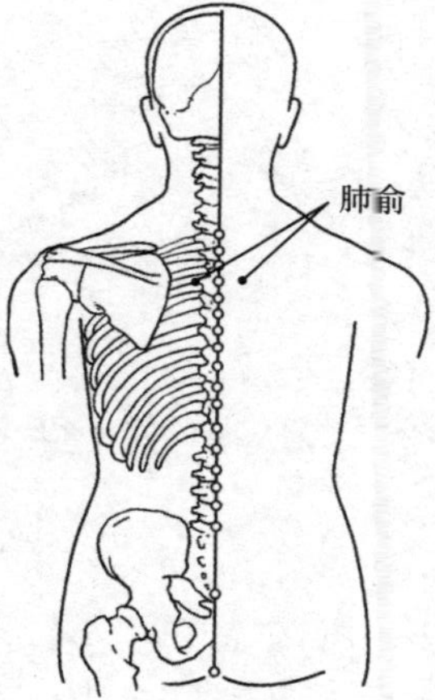

心是君主之官，其位在上，五行属火，火的特性是向上升的，所以当一个人思虑过度、欲望过多的时候，就容易导致心火亢盛。所以，治疗焦虑应该从清心火入手。劳宫穴是手厥阴心包经荥穴，刺激该穴可泻心火，达到镇静安神、健脑益智的目的。

5 MAY 2018

周日	周一	周二	周三	周四	周五	周六	周日	周一	周二	周三	周四	周五	周六	周日	周一	周二	周三	周四	周五	周六
		1 劳动节	2 十七	3 十八	4 青年节	5 立夏	6 廿一	7 廿二	8 廿三	9 廿四	10 廿五	11 廿六	12 廿七	13 母亲节	14 廿九	15 4月大	16 初二	17 初三	18 初四	19 初五
20 初六	21 小满	22 初八	23 初九	24 初十	25 十一	26 十二	27 十三	28 十四	29 十五	30 十六	31 十七									

1

2018 年 5 月

星期二

农历三月十六　　劳动节　世界防治哮喘日

2

2018 年 5 月

星期三

农历三月十七

烦躁焦虑，重掐劳宫

方　　法：点按劳宫穴。

穴位定位：劳宫穴，中指自然弯曲，点在手掌心上，这个位置就是劳宫穴，正好位于第2、3掌骨之间，靠近第3掌骨的边缘。

使用说明：点按时，将拇指立起，与掌骨呈平行方向，即指尖放入2、3掌骨间。与此同时，食、中二指置于手背与劳宫穴相对应的位置，也在第2、3掌骨之间，这里是外劳宫穴。内外相对用力，酸胀感会迅速出现，并放射至食中指尖，出现这样的感觉，再点揉1～2分钟，伴随均匀呼吸，情绪一般可被控制，烦躁感消失而安静下来。

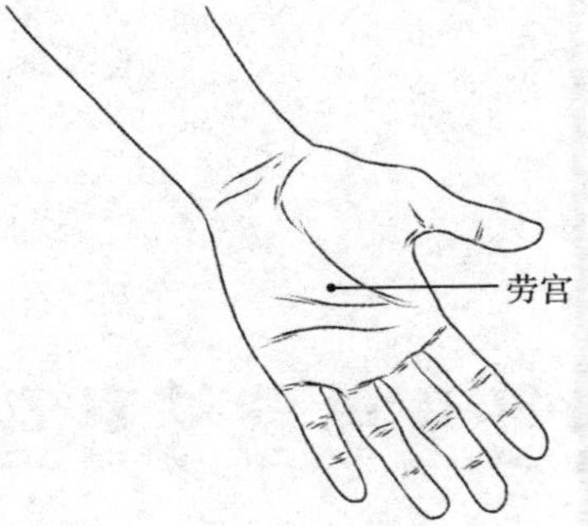

如果已经患有损伤肺脏的疾病如哮喘等，要在症状轻微的缓解期对脏腑功能进行调节和补益，灸肺脏对应的背俞穴不失为一个明智的选择。但要注意灸疗虽然安全，也要根据体质选择，过于体虚之人、肿瘤患者、手术创口未愈者、发热有炎症者，都不适合用灸。此外，夏天炎热季节里，阳气过于旺盛，用灸易生内热，故应少用，可以用穴位贴敷的方法替代。

5 MAY 2018

周日	周一	周二	周三	周四	周五	周六	周日	周一	周二	周三	周四	周五	周六	周日	周一	周二	周三	周四	周五	周六
		1 劳动节	2 十七	3 十八	4 青年节	5 立夏	6 廿一	7 廿二	8 廿三	9 廿四	10 廿五	11 廿六	12 廿七	13 母亲节	14 廿九	15 4月大	16 初二	17 初三	18 初四	19 初五
20 初六	21 小满	22 初八	23 初九	24 初十	25 十一	26 十二	27 十三	28 十四	29 十五	30 十六	31 十七									

3

2018 年 5 月

星期四

农历三月十八

4

2018 年 5 月

星期五

农历三月十九　　青年节

养心安神，神门、内关

方　　法： 点揉神门、内关、合谷穴。

穴位定位： 神门穴，位于腕部，腕掌侧横纹尺侧端，尺侧腕屈肌腱的桡侧凹陷处；内关穴，位于前臂掌侧，腕横纹上 2 寸，掌长肌腱与桡侧腕屈肌腱之间；合谷穴，见 10 页。

使用说明： 甘麦大枣汤功效是养心安神、和中缓急。主治心阴不足，肝气失和之脏躁，精神恍惚，喜悲伤欲哭之证。我们的身体上也自备了“甘麦大枣汤”。选取神门、内关、合谷三穴。其中主穴神门，为心经原穴，功效如君药小麦之益心气、养心血、安心神；配穴内关，心包经络穴，沟通三焦经，既益气和中，又调畅三焦气机，功如佐药大枣之补脾柔肝之效；再配理气要穴合谷，如甘草缓肝之急。三穴均在手上，自我操作方便，平时多点揉，谓身体自备的“甘麦大枣汤”。

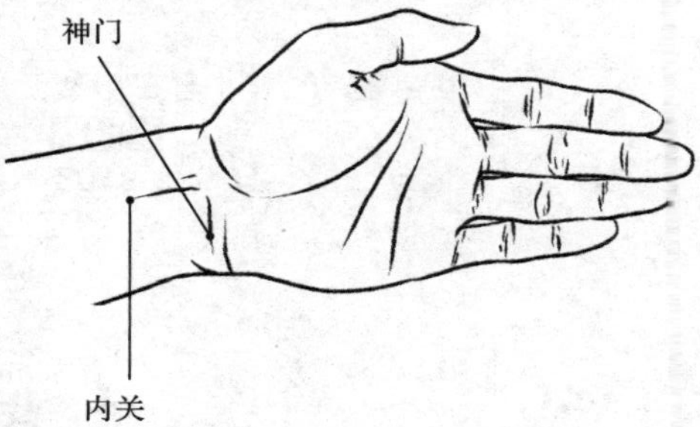

5 MAY 2018

周日	周一	周二	周三	周四	周五	周六	周日	周一	周二	周三	周四	周五	周六	周日	周一	周二	周三	周四	周五	周六
		1 劳动节	2 十七	3 十八	4 青年节	5 立夏	6 廿一	7 廿二	8 廿三	9 廿四	10 廿五	11 廿六	12 廿七	13 母亲节	14 廿九	15 4月大	16 初二	17 初三	18 初四	19 初五
20 初六	21 小满	22 初八	23 初九	24 初十	25 十一	26 十二	27 十三	28 十四	29 十五	30 十六	31 十七									

5

2018 年 5 月
星期六
农历三月二十 立夏

6

2018 年 5 月
星期日
农历三月廿一

止痛止嗝，掐攒竹穴

方　　法： 点压攒竹穴。

穴位定位： 攒竹穴，当眉头陷中，眶上切迹处，也就是眉毛内侧，眉头的位置。

使用说明： 取坐位，双肘放于桌上，双手拇指指尖立起，闭目低头，用力点压攒竹穴，由于指尖受力面很窄，所以局部很容易就会有明显的酸胀感，类似“掐”的效果，坚持十秒钟，可轻轻放松一下，反复掐按至少 5 次。

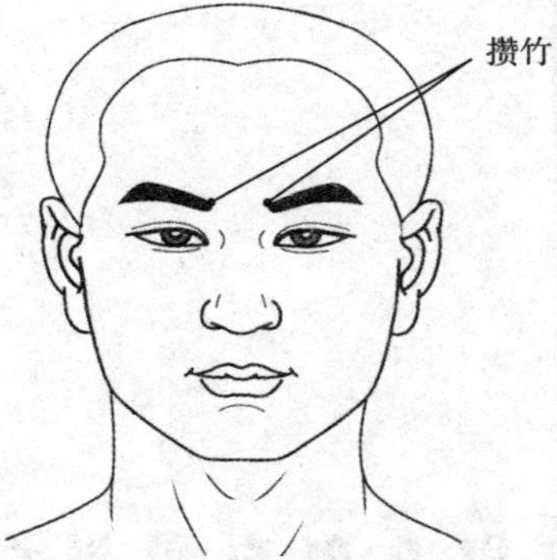

掐按攒竹穴之所以能治打嗝，是因为攒竹穴是足太阳膀胱经的穴位，膀胱经自内眼角内上方的睛明穴起始，经过头顶，走到人体背部脊柱两侧，贯穿整个背脊，与人体脏腑一一对应。作为膀胱经起始部的穴位，攒竹穴可以通畅膀胱经气，从而协调脏腑间的功能，使上中焦气机通畅，也就止住了膈肌痉挛引起的打嗝现象。

5/MAY 2018

周日	周一	周二	周三	周四	周五	周六	周日	周一	周二	周三	周四	周五	周六	周日	周一	周二	周三	周四	周五	周六
		1 劳动节	2 十七	3 十八	4 青年节	5 立夏	6 廿一	7 廿二	8 廿三	9 廿四	10 廿五	11 廿六	12 廿七	13 母亲节	14 廿九	15 4月大	16 初二	17 初三	18 初四	19 初五
20 初六	21 小满	22 初八	23 初九	24 初十	25 十一	26 十二	27 十三	28 十四	29 十五	30 十六	31 十七									

7

2018 年 5 月

星期一

农历三月廿二

8

2018 年 5 月

星期二

农历三月廿三　　世界红十字日

肩臂疼痛，上臂合阳

方　　法：点按臂合阳穴。

穴位定位：臂合阳是一个临床经验穴，在上肢内侧肘横纹中点处向下（即向腕的方向）2 ~ 3横指，前臂的正中。

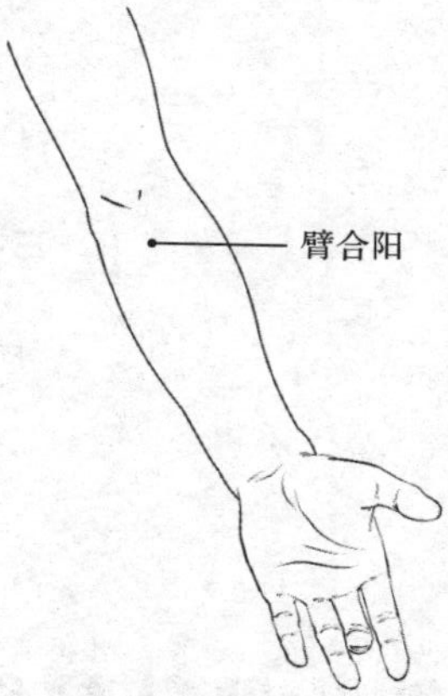

使用说明：将拇指尖立起，与前臂纵线呈平行向，用力点下，会感觉到此处有肌肉的缝隙，再向深部用力，当拇指尖有一半深入肌肉内时，前臂深部出现酥麻的感觉，迅速向中指指尖放散。坚持10秒钟左右，然后稍松开一会儿，再次点按，同时让患者缓慢活动对侧肩关节，直至肩部放松或有热感为佳。

注意，要左病右取，右病左取，也就是说一侧肩臂疼痛，要点按另一侧手臂上的穴位。

5 MAY 2018

周日	周一	周二	周三	周四	周五	周六	周日	周一	周二	周三	周四	周五	周六	周日	周一	周二	周三	周四	周五	周六
		1	2	3	4	5	6	7	8	9	10	11	12	13	14	15	16	17	18	19
		劳动节	十七	十八	青年节	立夏	廿一	廿二	廿三	廿四	廿五	廿六	廿七	母亲节	廿九	4月大	初二	初三	初四	初五
20	21	22	23	24	25	26	27	28	29	30	31									
初六	小满	初八	初九	初十	十一	十二	十三	十四	十五	十六	十七									

9

2018 年 5 月

星期三

农历三月廿四　　程莘农院士纪念日

10

2018 年 5 月

星期四

农历三月廿五

眼角除皱，按摩眼周

方　　法： 按摩眼周承泣、四白穴。

穴位定位： 承泣穴，瞳孔直下，当眼球与眶下缘之间；四白穴，瞳孔直下，当眶下孔凹陷处。

使用说明： 操作时自内眼角下，沿眼眶下缘至外眼角做抹法，抹动时需用一指按住外眼角，以免皮肤过度牵拉使眼角歪斜，持续一分钟。这样的方法可以刺激到眼眶下方的承泣、四白两穴，这两个穴位正是足阳明胃经起始部的穴位，长期坚持按摩，可以让眼袋、黑眼圈远离你。如果配合一些有助消除眼袋的专业眼霜，效果会更明显。

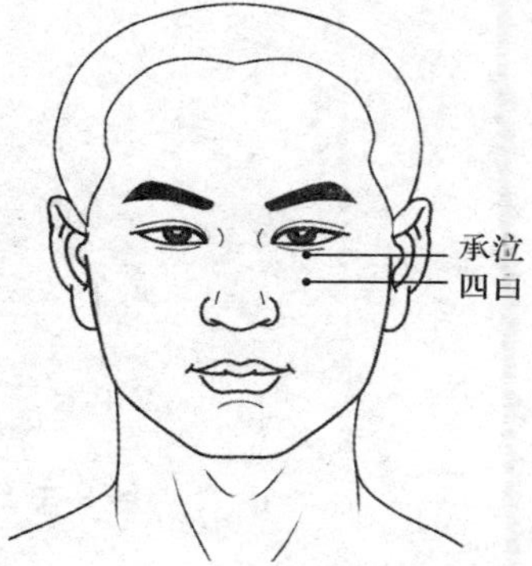

5 MAY 2018

周日	周一	周二	周三	周四	周五	周六	周日	周一	周二	周三	周四	周五	周六	周日	周一	周二	周三	周四	周五	周六
		1	2	3	4	5	6	7	8	9	10	11	12	13	14	15	16	17	18	19
		劳动节	十七	十八	青年节	立夏	廿一	廿二	廿三	廿四	廿五	廿六	廿七	母亲节	廿九	4月大	初二	初三	初四	初五
20	21	22	23	24	25	26	27	28	29	30	31									
初六	小满	初八	初九	初十	十一	十二	十三	十四	十五	十六	十七									

11

2018 年 5 月

星期五

农历三月廿六

12

2018 年 5 月

星期六

农历三月廿七　　护士节

盆腔疾患，自检八髎

方　　法：触八髎、擦八髎穴。

穴位定位：八髎包括上髎、次髎、中髎和下髎，左右共八个穴位，分别在第一、二、三、四骶后孔中。

使用说明：当我们用力点按八髎时，可以感觉到穴位处是明显的骨性凹陷，穴位局部会出现明显酸胀感，并向腹内放散。可以把你捏后腰尾骶部的感觉，分别与按嘴唇的感觉、按鼻尖的感觉，和按额头的感觉作对比。如果与嘴唇的柔软度相似，就是柔软；如果与按鼻尖的感觉类似，就是有点硬，叫做韧；如果与按额头的感觉相似，就是硬了。如果有韧或硬的感觉，就代表盆腔内器官的功能发生了异常，就需要进行调理了。

八髎处的那块儿肌肉硬了、凉了，怎么办？那就擦八髎吧。将手心搓热，腰骶部八髎穴附近，上下直擦，频率每分钟 80 ~ 100 次，直至腰骶部发热，并且这种热力向盆腔内放射发散。然后逐渐扩大擦动的范围，频率放慢，使手掌自肾俞穴沿肋骨向前方侧腹部移动，在侧腹和腰部的范围内进行摩擦、按摩。

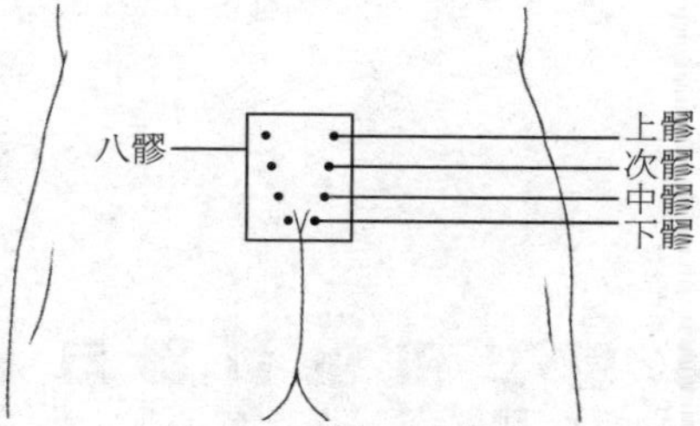

5 MAY 2018

周日	周一	周二	周三	周四	周五	周六	周日	周一	周二	周三	周四	周五	周六	周日	周一	周二	周三	周四	周五	周六
		1	2	3	4	5	6	7	8	9	10	11	12	13	14	15	16	17	18	19
		劳动节	十七	十八	青年节	立夏	廿一	廿二	廿三	廿四	廿五	廿六	廿七	母亲节	廿九	4月大	初二	初三	初四	初五
20	21	22	23	24	25	26	27	28	29	30	31									
初六	小满	初八	初九	初十	十一	十二	十三	十四	十五	十六	十七									

13

2018 年 5 月

星期日

农历三月廿八　　母亲节

14

2018 年 5 月

星期一

农历三月廿九

打嗝不止，点按膈俞

方　　法：点按膈俞穴。

穴位定位：膈俞穴，在背中，当第 7 胸椎棘突下，旁开 1.5 寸。

使用说明：直立位，上臂自然下垂，与两侧肩胛骨下角相平，在旁开脊正中线约两指宽处找到膈俞，双手拇指用力点按，或先点后揉，3 ~ 5 分钟，使局部出现明显的酸胀感，同时配合做深呼吸。

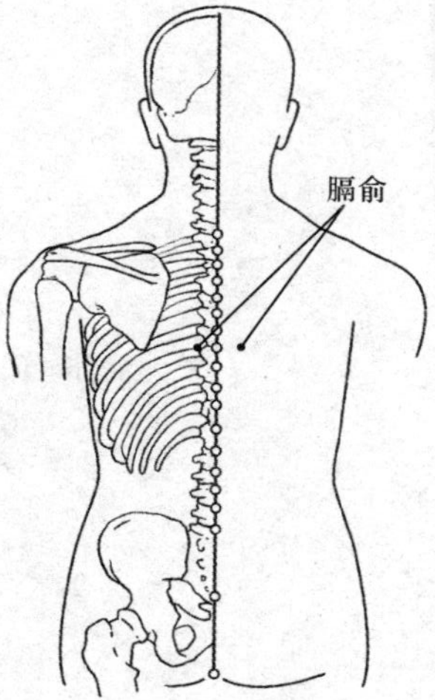

打嗝，是由于膈肌痉挛引起的。膈俞，听名字就与横膈有关。的确，这个穴位位于第 7 胸椎的棘突下旁边约两指宽处，非常靠近引起打嗝现象的横膈，当然也就是治疗膈肌痉挛的要穴了，因此可以治疗打嗝。

5 MAY 2018

周日	周一	周二	周三	周四	周五	周六	周日	周一	周二	周三	周四	周五	周六	周日	周一	周二	周三	周四	周五	周六
		1 劳动节	2 十七	3 十八	4 青年节	5 立夏	6 廿一	7 廿二	8 廿三	9 廿四	10 廿五	11 廿六	12 廿七	13 母亲节	14 廿九	15 4月大	16 初二	17 初三	18 初四	19 初五
20 初六	21 小满	22 初八	23 初九	24 初十	25 十一	26 十二	27 十三	28 十四	29 十五	30 十六	31 十七									

15

2018 年 5 月

星期二

农历四月初一　　碘缺乏病防治日

16

2018 年 5 月

星期三

农历四月初二

胆腑疼痛，胆囊、阳陵泉

方　　法：刺激阳陵泉、胆囊穴。

穴位定位：阳陵泉穴，在小腿外侧，当腓骨小头前下方凹陷处；胆囊穴，正坐或侧卧位时，在小腿外侧上部，当腓骨小头前下方凹陷处（阳陵泉穴）直下 2 寸。

使用说明：于小腿外侧中间、膝关节稍下方找到腓骨小头，于腓骨小头前下方取阳陵泉穴，再于阳陵泉穴直下 2 ~ 3 指处找敏感点取胆囊穴，重刺激阳陵泉和胆囊两穴，在胀的基础上出现麻的感觉为佳，持续刺激至少 10 秒钟，反复刺激、左右交替、两穴交替，直至疼痛缓解为止。

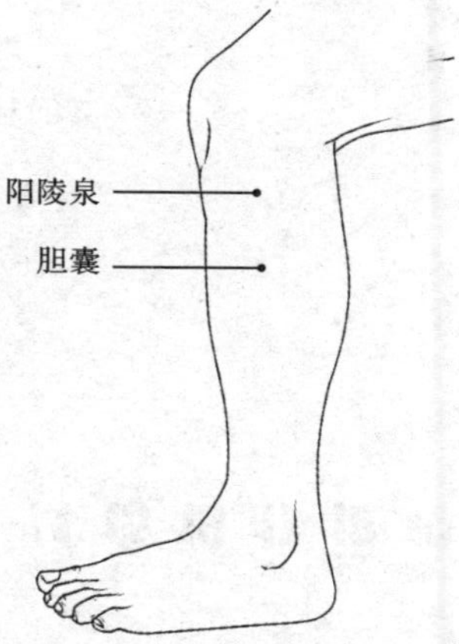

中医有“合治内府”的说法，也就是说合穴擅长治疗六腑病症。阳陵泉作为胆经的合穴，可疏肝利胆，擅长治疗急慢性胆囊炎、胆绞痛、胆石症、胆道蛔虫症以及口苦、易怒等胆火上扰的病症。胆囊穴为经外奇穴，听名字就知道，通畅胆腑疼痛，这个穴位就是压痛点，与阳陵泉配合使用，可以快速止痛。

5 MAY 2018

周日	周一	周二	周三	周四	周五	周六	周日	周一	周二	周三	周四	周五	周六	周日	周一	周二	周三	周四	周五	周六
		1 劳动节	2 十七	3 十八	4 青年节	5 立夏	6 廿一	7 廿二	8 廿三	9 廿四	10 廿五	11 廿六	12 廿七	13 母亲节	14 廿九	15 4月大	16 初二	17 初三	18 初四	19 初五
20 初六	21 小满	22 初八	23 初九	24 初十	25 十一	26 十二	27 十三	28 十四	29 十五	30 十六	31 十七									

17

2018 年 5 月

星期四

农历四月初三

18

2018 年 5 月

星期五

农历四月初四

健康加减，合理养生

方　　法： 点按足三里、阴陵泉穴。

穴位定位： 足三里穴，位于小腿外侧，犊鼻下3寸，犊鼻与解溪穴连线上；阴陵泉穴，位于小腿内侧，胫骨内侧髁下缘与胫骨内侧缘之间的凹陷中。

使用说明：

加法：合理、规律地加强营养，加强体育锻炼，荤素搭配，多吃蔬菜水果，让身体得到必备的营养，给工作和生活加个计划表，每一天都合理规划，利用时间。穴位：平时多点按足三里穴，有补益后天、强壮脾胃之功，能促进胃酸的分泌，有助于营养摄入和吸收。

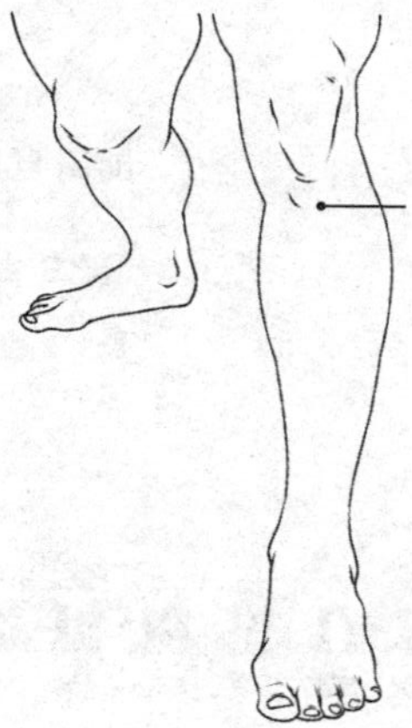

减法：减少可能引起疾病的任何因素，远离烟酒，饮食清淡，减少脂肪和糖类的摄入、科学摄取盐类；减少工作中不必要的应酬，劳逸结合，张弛有度。穴位：平时多点按阴陵泉穴，健脾渗湿，有助于促进体内代谢废物的排出。

19

2018 年 5 月
星期六
农历四月初五

20

2018 年 5 月
星期日
农历四月初六

中国学生营养日

巧搓双手，防治感冒

方　　法：搓大鱼际。

穴位定位：鱼际穴，在我们手的拇指下方，掌面大鱼际的中点赤白肉际上。

使用说明：夏日里城市的办公楼里空调常开，使得室内外的温差太大，以致人在进进出出时不能很快地适应温差变化，而导致感冒病症的发生。这时候我们可以通过搓手（鱼际）来预防感冒。方法是对搓两手大鱼际，搓1～2分钟，整个手掌便会发热。

手部大鱼际与呼吸器官关系密切，每日搓搓，可促进血液循环，强化身体新陈代谢，对于改善易感冒的体质大有益处。

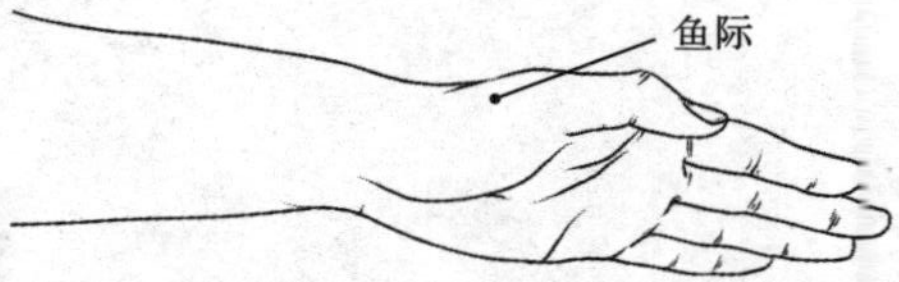

5 MAY 2018

周日	周一	周二	周三	周四	周五	周六	周日	周一	周二	周三	周四	周五	周六	周日	周一	周二	周三	周四	周五	周六
		1	2	3	4	5	6	7	8	9	10	11	12	13	14	15	16	17	18	19
		劳动节	十七	十八	青年节	立夏	廿一	廿二	廿三	廿四	廿五	廿六	廿七	母亲节	廿九	4月大	初二	初三	初四	初五
20	21	22	23	24	25	26	27	28	29	30	31									
初六	小满	初八	初九	初十	十一	十二	十三	十四	十五	十六	十七									

21

2018 年 5 月
星期一
农历四月初七　　小满

22

2018 年 5 月
星期二
农历四月初八

急性腹泻，尺泽刺血

方　　法：尺泽刺血，揉按天枢、大横、足三里、梁丘穴。

穴位定位：尺泽穴，在肘区，肘横纹上，肱二头肌腱桡侧缘凹陷中；天枢穴位于腹部脐旁2寸；大横穴位于腹部脐旁4寸；足三里穴位于小腿外侧，犊鼻下3寸，犊鼻与解溪穴连线上；梁丘穴，伸直小腿，找到髌骨，在髌骨外侧缘与上缘交点直上约三横指处取穴。

使用说明：当发生急性腹泻时，可用一次性采血针在尺泽穴刺血，对呕吐、泄泻有很好的效果。天枢为足阳明胃经穴，又为大肠募穴，乃大肠精气输注之处，按揉该穴可以调整大肠的传导功能。大横为足太阴脾经穴，与天枢穴相配使用，一主升清，一主降浊。足三里为足阳明胃经合穴，点揉该穴，以压痛点为主要刺激点。

梁丘为胃经郄穴，擅长理气止胃痛、腹痛。

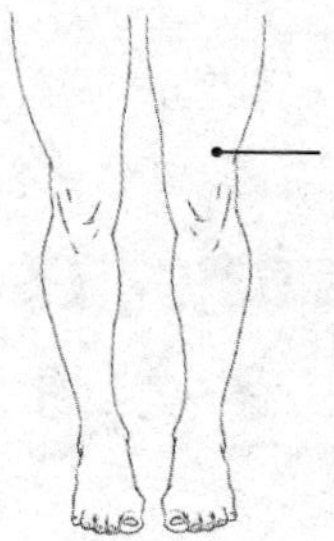

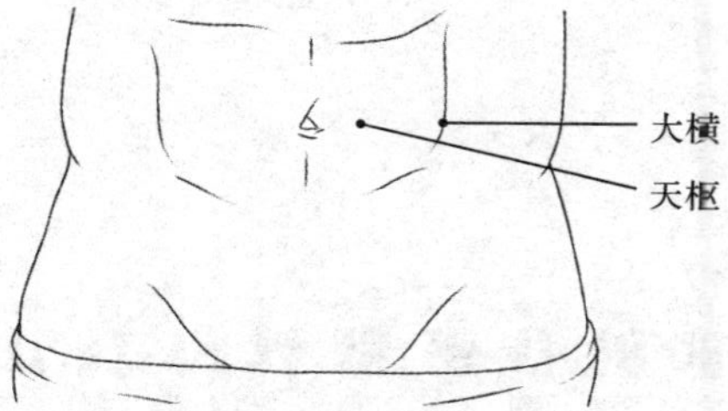

5 MAY 2018

周日	周一	周二	周三	周四	周五	周六	周日	周一	周二	周三	周四	周五	周六	周日	周一	周二	周三	周四	周五	周六
		1 劳动节	2 十七	3 十八	4 青年节	5 立夏	6 廿一	7 廿二	8 廿三	9 廿四	10 廿五	11 廿六	12 廿七	13 母亲节	14 廿九	15 4月大	16 初二	17 初三	18 初四	19 初五
20 初六	21 小满	22 初八	23 初九	24 初十	25 十一	26 十二	27 十三	28 十四	29 十五	30 十六	31 十七									

23

2018 年 5 月

星期三

农历四月初九

24

2018 年 5 月

星期四

农历四月初十

经络安眠，神门、大陵

方　　法：点神门、大陵穴。

穴位定位：神门穴，位于腕部，腕掌侧横纹尺侧端，尺侧腕屈肌腱的桡侧凹陷处；大陵穴，在腕掌横纹的中点处，当掌长肌腱与桡侧腕屈肌腱之间。

使用说明：将一手拇指立起，用指尖点按另一手腕掌侧横纹处的神门穴和大陵穴，每穴各按一分钟，左右手交替治疗各3次（即左右手两侧的神门与大陵四个穴位，每穴交替治疗共3分钟）。神门穴在腕掌侧横纹上，豌豆骨的下缘；大陵穴在腕掌侧横纹的中间，握拳时手腕部两条明显的肌腱之间。

经络运行着人体全身的气血，保持着身体阴阳平衡，如果气血不畅，阳不入阴，或阴不敛阳，都会造成睡眠的障碍。神门穴是手少阴心经原穴；大陵穴是手厥阴心包经的输穴和原穴，两穴合用，可补益心气，安定心神。

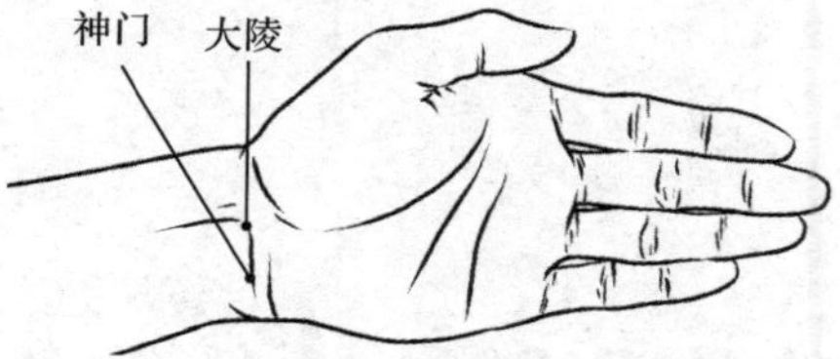

5 MAY 2018

周日	周一	周二	周三	周四	周五	周六	周日	周一	周二	周三	周四	周五	周六	周日	周一	周二	周三	周四	周五	周六
		1	2	3	4	5	6	7	8	9	10	11	12	13	14	15	16	17	18	19
		劳动节	十七	十八	青年节	立夏	廿一	廿二	廿三	廿四	廿五	廿六	廿七	母亲节	廿九	4月大	初二	初三	初四	初五
20	21	22	23	24	25	26	27	28	29	30	31									
初六	小满	初八	初九	初十	十一	十二	十三	十四	十五	十六	十七									

25

2018 年 5 月

星期五

农历四月十一

26

2018 年 5 月

星期六

农历四月十二

颜面痤疮，少商刺血

方　　法：少商穴刺血。

穴位定位：少商穴，位于拇指末端桡侧，指甲根角侧上方 0.1 寸。

使用说明：先搓揉拇指使之充血，用酒精消毒后，用一次性采血针在少商穴点刺出 1 ~ 2 滴血，可泻经脉之热，祛体内之毒。

中医认为，不同部位长痘代表不同脏腑出现问题，有不同的选穴处方治法。而针对那种分不出最严重的部位、判断不出是哪个脏腑问题的“满面痤疮”，少商穴应该是个不错的选择。这是因为肺主皮毛，少商穴刺血泄了肺热，自然也就治好了由于肺热引起的颜面痤疮。

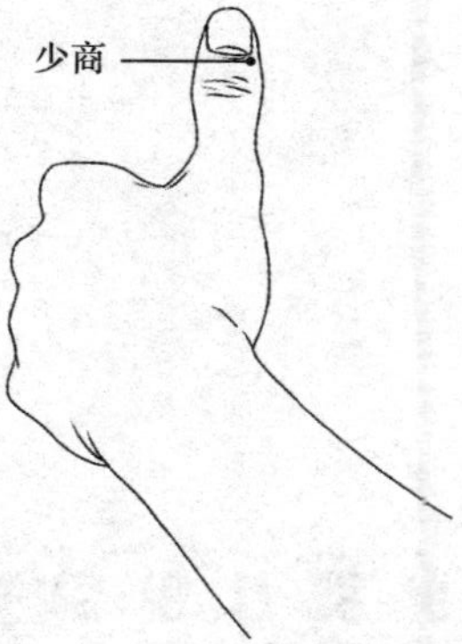

5 MAY 2018

周日	周一	周二	周三	周四	周五	周六	周日	周一	周二	周三	周四	周五	周六	周日	周一	周二	周三	周四	周五	周六
		1	2	3	4	5	6	7	8	9	10	11	12	13	14	15	16	17	18	19
		劳动节	十七	十八	青年节	立夏	廿一	廿二	廿三	廿四	廿五	廿六	廿七	母亲节	廿九	4月大	初二	初三	初四	初五
20	21	22	23	24	25	26	27	28	29	30	31									
初六	小满	初八	初九	初十	十一	十二	十三	十四	十五	十六	十七									

27

2018 年 5 月
星期日
农历四月十三

28

2018 年 5 月
星期一
农历四月十四

局部痤疮，对应五脏

方　　法：根据长痘位置，刺激相应穴位。

穴位定位：劳宫穴，见124页；少泽穴，在小指末节尺侧，距指甲角0.1寸；内庭穴，见170页；商阳穴，见84页；行间穴，在足背侧，当第1、2趾间，趾蹼缘的后方赤白肉际处；期门穴，在胸部，当乳头直下，第6肋间隙，前正中线旁开4寸；鱼际穴，见142页；尺泽穴，见192页；照海穴，见292页。

使用说明：痘长在脸上不同的部位，代表了相应脏腑功能的异常变化，因此，除了少商穴刺血以外，根据长痘的不同部位，可以加按下面的穴位：前额长痘多为心火上延、思虑过度引起，可以点按劳宫穴，少泽穴刺血；鼻周长痘多与饮食不节、嗜食辛辣相关，可以掐按内庭穴 ，商阳穴刺血；左侧脸颊长痘代表肝胆火盛、脾气急躁易怒，可以点按行间、期门穴；右侧脸颊长痘代表肺火炽热、外感风热，可以掐按鱼际、尺泽穴；而下颏长痘，则多与肝肾功能不足、内分泌失调有关，可以点按照海、劳宫穴。

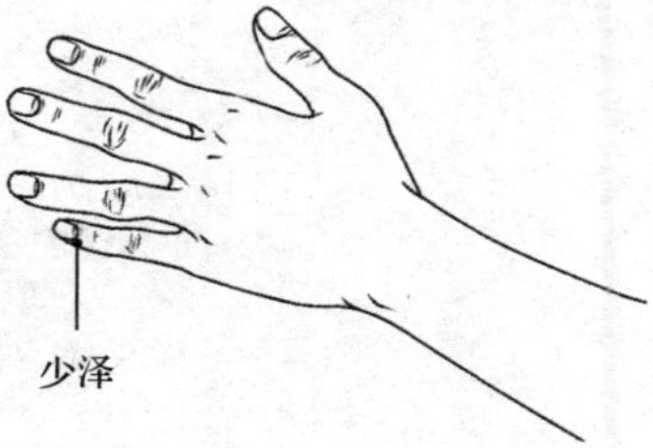

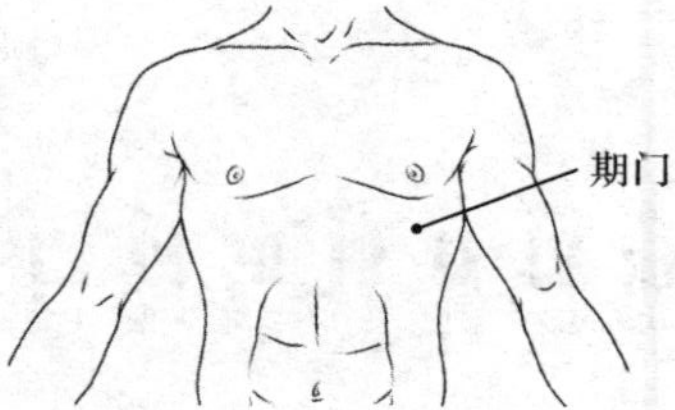

5 MAY 2018

周日	周一	周二	周三	周四	周五	周六	周日	周一	周二	周三	周四	周五	周六	周日	周一	周二	周三	周四	周五	周六
		1 劳动节	2 十七	3 十八	4 青年节	5 立夏	6 廿一	7 廿二	8 廿三	9 廿四	10 廿五	11 廿六	12 廿七	13 母亲节	14 廿九	15 4月大	16 初二	17 初三	18 初四	19 初五
20 初六	21 小满	22 初八	23 初九	24 初十	25 十一	26 十二	27 十三	28 十四	29 十五	30 十六	31 十七									

29

2018 年 5 月

星期二

农历四月十五

30

2018 年 5 月

星期三

农历四月十六

轻松戒烟，甜美按压

方　　法： 按压甜美穴。

穴位定位： 甜美穴，位于列缺与阳溪穴之间，距桡骨茎突边缘约一拇指之柔软处，有明显压痛之凹陷点。

使用说明： 每天上午、中午、晚上各按摩甜美穴1次，每次10分钟以上，至局部有酸痛感为佳。在有吸烟欲望时，也应加强按压甜美穴。

甜美穴在列缺穴与阳溪穴的中间，因为位于手太阴肺经和手阳明大肠经之间，所以具有清肺解毒的作用，可缓解咽喉不适、咳嗽吐痰症状，吸烟的朋友可以常按，对您的肺会有好处。按压时，很多人应有唾液分泌增多，或有甘甜的感觉。

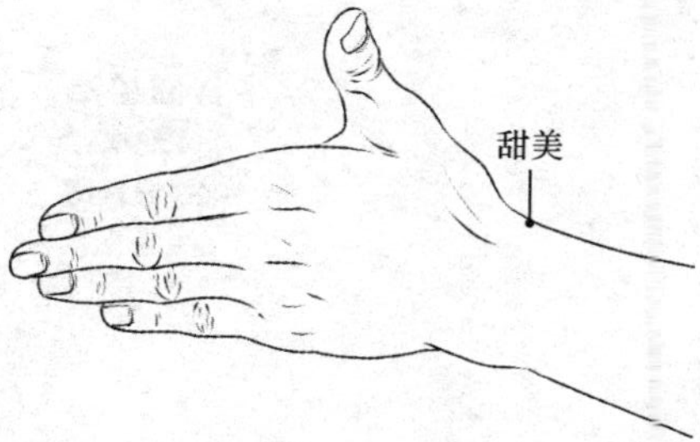

|---|---|---|---|---|---|---|
					1 儿童节	**2** 十九
3 二十	**4** 廿一	**5** 廿二 芒种	**6** 廿三	**7** 廿四	**8** 廿五	**9** 廿六
10 廿七	**11** 廿八	**12** 廿九	**13** 三十	**14** 5月小	**15** 初二	**16** 初三
17 父亲节	**18** 初五 端午节	**19** 初六	**20** 初七	**21** 初八 夏至	**22** 初九	**23** 初十
24 十一	**25** 十二	**26** 十三	**27** 十四	**28** 十五	**29** 十六	**30** 十七

31

2018 年 5 月
星期四
农历四月十七

世界无烟日

1

2018 年 6 月
星期五
农历四月十八

儿童节

小儿摩腹，调理中焦

方　　法： 按摩小儿腹部。

穴位定位： 腹部。

使用说明： 让孩子仰卧，用两拇指端沿肋弓角边缘，向两旁分推 200 次，称为分推腹阴阳。再用掌面或四指摩腹 5 分钟，称摩腹。注意，顺时针摩为泻（即顺着肠道蠕动的方向），逆时针摩为补，往返摩之为平补平泻。

摩腹能理气、降气，通调气机，主治小儿腹泻、腹痛、厌食、呕吐、腹胀、疳积、便秘等。是常用的小儿家庭保健方法。

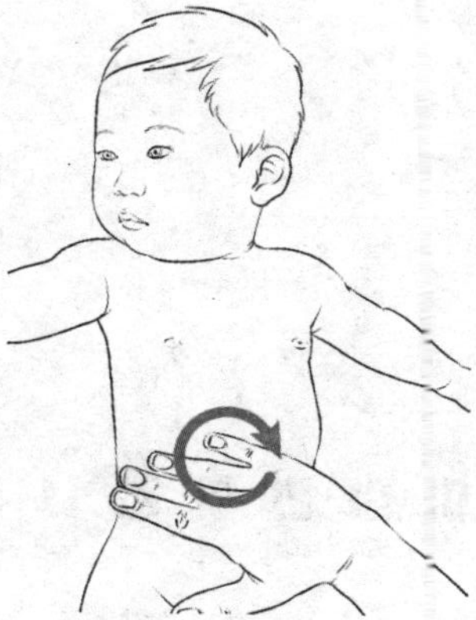

6 JUN 2018

周日	周一	周二	周三	周四	周五	周六	周日	周一	周二	周三	周四	周五	周六	周日	周一	周二	周三	周四	周五	周六
					1 儿童节	2 十九	3 二十	4 廿一	5 廿二	6 芒种	7 廿四	8 廿五	9 廿六	10 廿七	11 廿八	12 廿九	13 三十	14 5月小	15 初二	16 初三
17 父亲节	18 端午节	19 初六	20 初七	21 夏至	22 初九	23 初十	24 十一	25 十二	26 十三	27 十四	28 十五	29 十六	30 十七							

2 | 2018 年 6 月
星期六
农历四月十九

3 | 2018 年 6 月
星期日
农历四月二十

揉小天心，速止夜啼

方　　法： 揉小天心，捣小天心穴。

穴位定位： 小天心穴，别名鱼际交，在大小鱼际交接处凹陷中。

使用说明： 用中指端揉，称揉小天心；以拇指指甲掐，称掐小天心；以中指尖或屈曲的指间关节捣，称捣小天心。揉小天心一般在 100 ~ 200 次，能清热镇惊、利尿、明目；掐、捣能安神镇惊。

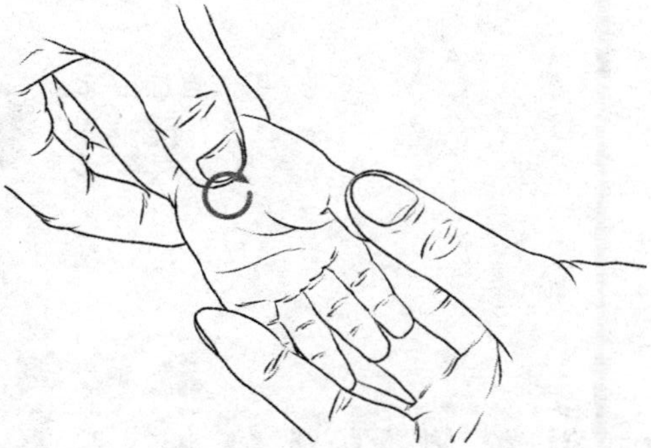

夜啼，俗称“夜哭郎”，这样的孩子一般全身情况良好，与季节没有明显的关系。半岁以下的婴儿多见，4 岁以下的幼儿也有发生。夜啼时间久了，会影响孩子的健康。中医认为，小儿夜啼常因脾寒、心热、惊骇、积滞而发病。寒则痛而啼，热则烦而啼，惊则神不安而啼，滞则胃不和而啼，是以寒、热、惊、滞为本病之主要病因病机。治疗以调理脏腑、平和气血、镇静安神为主，可以试试以上的方法。

6 JUN 2018

周日	周一	周二	周三	周四	周五	周六	周日	周一	周二	周三	周四	周五	周六	周日	周一	周二	周三	周四	周五	周六
					1 儿童节	2 十九	3 二十	4 廿一	5 廿二	6 芒种	7 廿四	8 廿五	9 廿六	10 廿七	11 廿八	12 廿九	13 三十	14 5月小	15 初二	16 初三
17 父亲节	18 端午节	19 初六	20 初七	21 夏至	22 初九	23 初十	24 十一	25 十二	26 十三	27 十四	28 十五	29 十六	30 十七							

4

2018 年 6 月

星期一

农历四月廿一

5

2018 年 6 月

星期二

农历四月廿二　　世界环境日

视物不清，用梅花针

方　　法：梅花针防治近视。

穴位定位：百会穴，后发际正中上7寸，当两耳尖直上，头顶正中。四神聪穴，在百会穴前、后、左、右各开1寸处；前顶穴，当前发际正中直上3.5寸（百会穴前0.5寸）；后顶穴，当后发际正中直上5.5寸（脑户上3寸）；风池穴，在项部，当枕骨之下，与风府穴相平，胸锁乳突肌与斜方肌上端之间的凹陷处；颈夹脊穴，第4、5、6颈椎棘突下旁开0.5寸处。

使用说明：百会、四神聪、前顶、后顶、风池、颈夹脊穴，每个治疗穴位或部位叩刺200下左右，以局部出现潮红为度，每天一次，每周5次，10次为一个疗程，疗程之间不休息，根据病程轻重不同可连续治疗至6个疗程，对成年人的视疲劳和老年人的视物昏花，也有缓解作用。

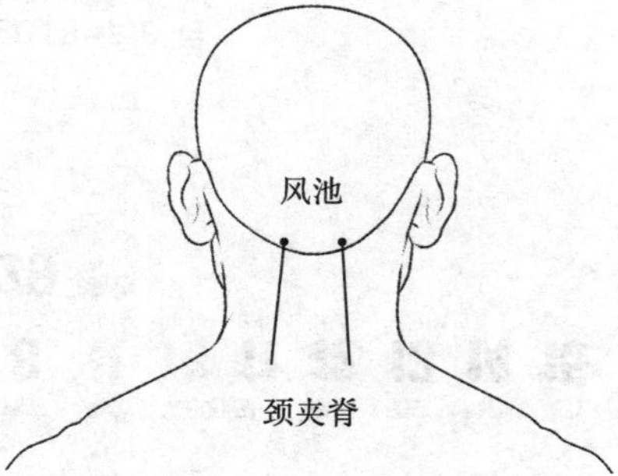

6 JUN 2018

周日	周一	周二	周三	周四	周五	周六	周日	周一	周二	周三	周四	周五	周六	周日	周一	周二	周三	周四	周五	周六
					1	2	3	4	5	6	7	8	9	10	11	12	13	14	15	16
					儿童节	十九	二十	廿一	廿二	芒种	廿四	廿五	廿六	廿七	廿八	廿九	三十	5月小	初二	初三
17	18	19	20	21	22	23	24	25	26	27	28	29	30							
父亲节	端午节	初六	初七	夏至	初九	初十	十一	十二	十三	十四	十五	十六	十七							

6

2018 年 6 月

星期三

农历四月廿三　　芒种　全国爱眼日

7

2018 年 6 月

星期四

农历四月廿四

皮肤瘙痒，点百虫窝

方　　法：点按百虫窝穴。

穴位定位：百虫窝穴，在股前区，髌底内侧端上3寸，当脾经血海穴上1寸处取之，左右计2穴。

使用说明：屈膝，在大腿内侧，髌骨的内上缘向上约一掌（四指并拢为一掌）处找到该穴。我们经常形容痒的感觉就像小虫子在身上爬一样，这里是“一百条虫子的窝”，用力点按此穴可以止痒。

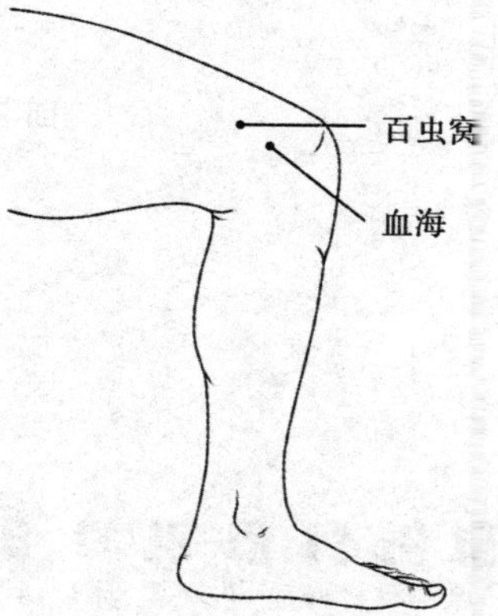

百虫窝穴临近足太阴脾经的血海穴，两穴也可同时点揉。痒属风证，位置不定，反复发作，按此穴可以活血止痒，收“血行风自灭”之效。

6 JUN 2018

周日	周一	周二	周三	周四	周五	周六	周日	周一	周二	周三	周四	周五	周六	周日	周一	周二	周三	周四	周五	周六
					1 儿童节	2 十九	3 二十	4 廿一	5 廿二	6 芒种	7 廿四	8 廿五	9 廿六	10 廿七	11 廿八	12 廿九	13 三十	14 5月小	15 初二	16 初三
17 父亲节	18 端午节	19 初六	20 初七	21 夏至	22 初九	23 初十	24 十一	25 十二	26 十三	27 十四	28 十五	29 十六	30 十七							

8

2018 年 6 月
星期五
农历四月廿五

9

2018 年 6 月
星期六
农历四月廿六

肩胛刮痧，健康美乳

方　　法： 肩胛部刮痧、拔罐。

穴位定位： 肩胛部。

使用说明： 沿脊柱方向刮拭背部膀胱经双侧，然后刮拭与乳房同水平段的脊柱和两侧的背肌，也就是通常所说的肩胛部位。为了取得理想的效果，在刮拭时应注意寻找压痛点，对该处进行重点刮拭。

刮痧结束后，在背部出痧较多的部位拔上火罐，留罐10～15分钟。结束后，饮200～300毫升热开水，以助血液循环，加速新陈代谢。

6 JUN 2018

周日	周一	周二	周三	周四	周五	周六	周日	周一	周二	周三	周四	周五	周六	周日	周一	周二	周三	周四	周五	周六
					1 儿童节	2 十九	3 二十	4 廿一	5 廿二	6 芒种	7 廿四	8 廿五	9 廿六	10 廿七	11 廿八	12 廿九	13 三十	14 5月小	15 初二	16 初三
17 父亲节	18 端午节	19 初六	20 初七	21 夏至	22 初九	23 初十	24 十一	25 十二	26 十三	27 十四	28 十五	29 十六	30 十七							

10

2018 年 6 月

星期日

农历四月廿七

11

2018 年 6 月

星期一

农历四月廿八

益养五脏，灸五脏俞

方　　法：灸五脏背俞穴。

穴位定位：肺俞穴，在背部，当第 3 胸椎棘突下，旁开 1.5 寸；心俞穴，当第 5 胸椎棘突下，旁开 1.5 寸；脾俞穴，当第 11 胸椎棘突下，旁开 1.5 寸；肝俞穴，当第 9 胸椎棘突下，旁开 1.5 寸；肾俞穴，当第 2 腰椎棘突下，旁开 1.5 寸。

使用说明：如果已经患有损伤五脏的疾病，要在症状轻微的缓解期对脏腑功能进行调节和补益，灸五脏的背俞穴不失为一个明智的选择，可以按以下的对应关系进行灸疗。但要注意灸疗虽然安全，也要根据体质选择。此外，夏天可以用穴位贴敷的方法替代。

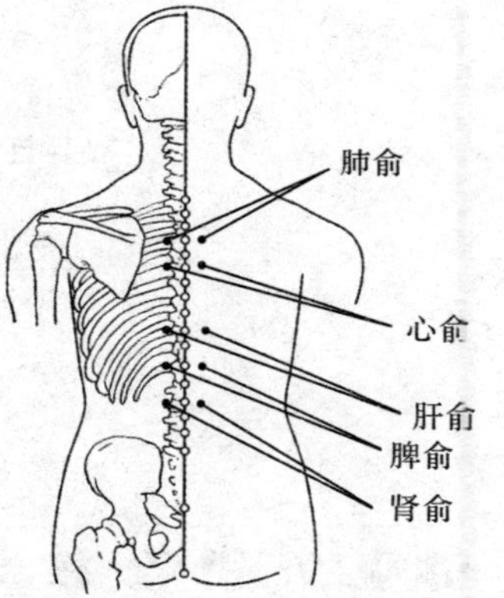

肺俞——呼吸系统疾病、过敏性疾病。

心俞、厥阴俞——心脑血管疾病。

脾俞——消化系统疾病。

肝俞——肝胆系统疾病。

肾俞——生殖、泌尿系统疾病。

6 JUN 2018

周日	周一	周二	周三	周四	周五	周六	周日	周一	周二	周三	周四	周五	周六	周日	周一	周二	周三	周四	周五	周六
					1 儿童节	2 十九	3 二十	4 廿一	5 廿二	6 芒种	7 廿四	8 廿五	9 廿六	10 廿七	11 廿八	12 廿九	13 三十	14 5月小	15 初二	16 初三
17 父亲节	18 端午节	19 初六	20 初七	21 夏至	22 初九	23 初十	24 十一	25 十二	26 十三	27 十四	28 十五	29 十六	30 十七							

12

2018 年 6 月

星期二

农历四月廿九

13

2018 年 6 月

星期三

农历四月三十

发热无汗，合谷、复溜

方　　法：轻揉合谷、点按复溜穴。

穴位定位：合谷穴，见10页；复溜穴，位于足内踝尖与跟腱后缘之间中点向上约3横指处。

使用说明：发热但不出汗，多为外感热病所致。可用拇指指腹顺时针轻揉手掌虎口处的合谷穴3～5分钟，使穴位局部出现轻微的酸胀感；再将拇指指尖立起，用力点按小腿内侧的复溜穴2～3分钟，使穴位局部出现明显酸痛。注意合谷穴要轻揉，复溜穴需重些。

用合谷穴治疗外感热病，很早就有记载。《备急千金要方》：“……主热病汗不出”，《肘后赋》：“当汗不汗合谷泻。”合谷是手阳明经的原穴，其作用能升能降，宣通气血，促使阳气之升发，而奏扶正达邪之效。同时肺与大肠相表里，肺主气属卫，外合皮毛，刺激合谷能开发腠理，宣通毛窍，清泄气分之热，从而加强了解表发汗的清热作用。复溜穴，为足少阴肾经经穴，与合谷穴相配，可治疗无汗等津液输布失调的疾病。

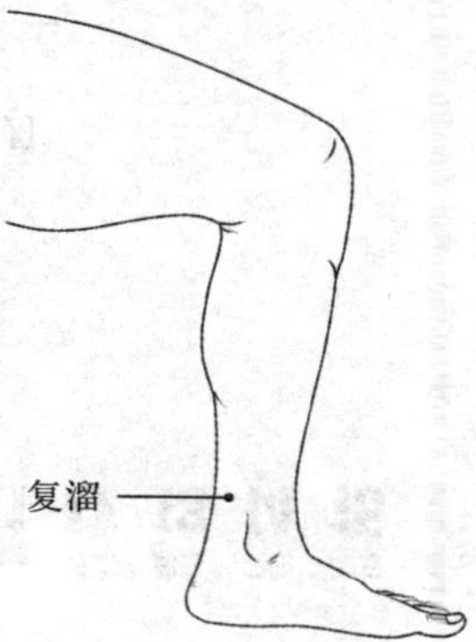

6/JUN 2018

周日	周一	周二	周三	周四	周五	周六	周日	周一	周二	周三	周四	周五	周六	周日	周一	周二	周三	周四	周五	周六
					1 儿童节	2 十九	3 二十	4 廿一	5 廿二	6 芒种	7 廿四	8 廿五	9 廿六	10 廿七	11 廿八	12 廿九	13 三十	14 5月小	15 初二	16 初三
17 父亲节	18 端午节	19 初六	20 初七	21 夏至	22 初九	23 初十	24 十一	25 十二	26 十三	27 十四	28 十五	29 十六	30 十七							

14

2018 年 6 月
星期四
农历五月初一

15

2018 年 6 月
星期五
农历五月初二

肩背酸痛，点揉承山

方　　法：点揉承山穴。

穴位定位：承山穴位于人体的小腿后面正中，委中与昆仑穴之间，当伸直小腿或足跟上提时腓肠肌肌腹下出现的尖角凹陷处即是。

使用说明：肩头脊背酸痛咋办？可以点揉一下小腿背侧的承山穴。承，承接；山，山谷。本穴位于腓肠肌两肌腹之间凹陷处，其上为腓肠肌之腹，是膝下背侧之最高处，其形状如山形，穴在其下，有承之意，故名承山。此穴为足太阳膀胱经上的重要穴道之一，用来治疗小腿肚抽筋、脚部劳累、膝盖劳累、腰背痛、腰腿痛、痔疮、便秘等疾病。按揉时不需要太过用力，点揉至肌层，一边按揉一边活动肩背，直至缓解。

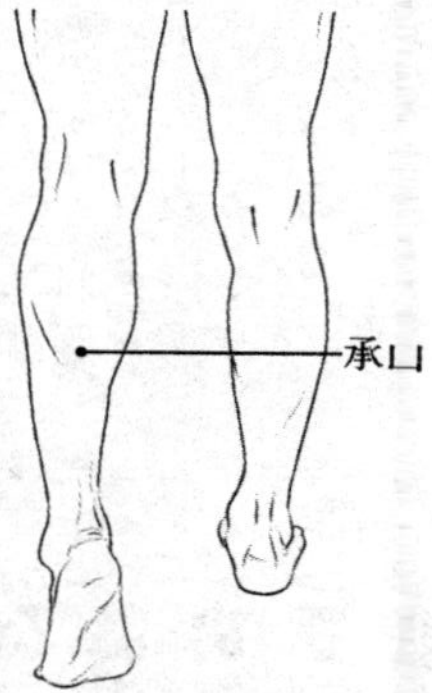

6 JUN 2018

周日	周一	周二	周三	周四	周五	周六	周日	周一	周二	周三	周四	周五	周六	周日	周一	周二	周三	周四	周五	周六
					1	2	3	4	5	6	7	8	9	10	11	12	13	14	15	16
					儿童节	十九	二十	廿一	廿二	芒种	廿四	廿五	廿六	廿七	廿八	廿九	三十	5月小	初二	初三
17	18	19	20	21	22	23	24	25	26	27	28	29	30							
父亲节	端午节	初六	初七	夏至	初九	初十	十一	十二	十三	十四	十五	十六	十七							

16

2018 年 6 月

星期六

农历五月初三

17

2018 年 6 月

星期日

农历五月初四　　父亲节

食积腹胀，轻松缓解

方　　法： 点按中脘、内庭、天枢、内关穴。

穴位定位： 中脘穴，见42页；内庭穴，位于第2、3脚趾之间趾缝上端；天枢穴，见100页；内关穴，见80页。

使用说明： 端午节粽子吃多了，容易引起食积腹胀，不妨点按中脘、内庭、天枢、内关穴缓解。每穴按揉3～5分钟，以局部有酸胀感为佳。

以上诸穴合用具有清热降浊、理气宽中、行气化滞的作用，搭配点按，可以轻松缓解腹胀食积的不适。

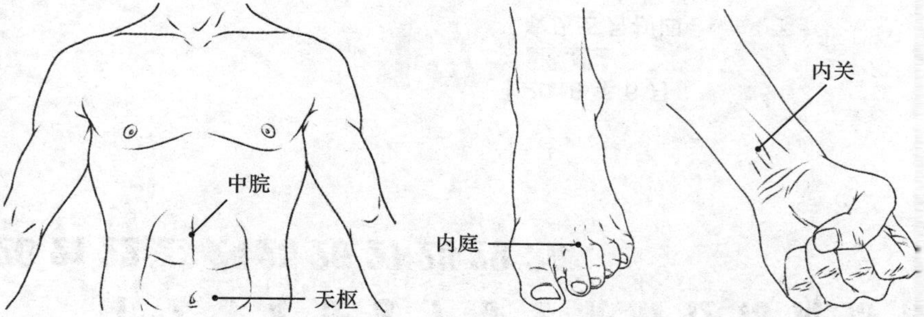

6 JUN 2018

周日	周一	周二	周三	周四	周五	周六	周日	周一	周二	周三	周四	周五	周六	周日	周一	周二	周三	周四	周五	周六
					1 儿童节	2 十九	3 二十	4 廿一	5 廿二	6 芒种	7 廿四	8 廿五	9 廿六	10 廿七	11 廿八	12 廿九	13 三十	14 5月小	15 初二	16 初三
17 父亲节	18 端午节	19 初六	20 初七	21 夏至	22 初九	23 初十	24 十一	25 十二	26 十三	27 十四	28 十五	29 十六	30 十七							

18

2018 年 6 月

星期一

农历五月初五　　端午节

19

2018 年 6 月

星期二

农历五月初六

点按大椎，护固阳气

方　　法：点按大椎穴。

穴位定位：大椎穴位于第 7 颈椎棘突下凹陷中。低头时，在脖子和背部交接的地方，有一个比较明显的突起的骨头，这就是第 7 颈椎。

使用说明：深呼吸，在气止时用食指缓缓用力按压穴位，缓缓吐气；持续数秒，再慢慢放手，如此反复操作。

大椎穴是手足三阳经与督脉的交会穴，被称为“阳中之阳”，具有统领一身阳气的作用。阳气，是维持人体生命和防止人体发生疾病的重要物质。正常人会随着四季变化、气温高低加减衣服，但有些人冬天穿很多也感觉身体寒冷，到了夏天也要让自己穿得厚厚的。有的人夏天不敢喝冷水；有的人一年四季四肢冰凉，全身上下都怕冷。用中医的理论来解释，这些人属于阳气虚。经常给大椎穴适当刺激，就可以从一点通诸经，振奋一身之阳气，快速解决阳气虚的寒冷症状。

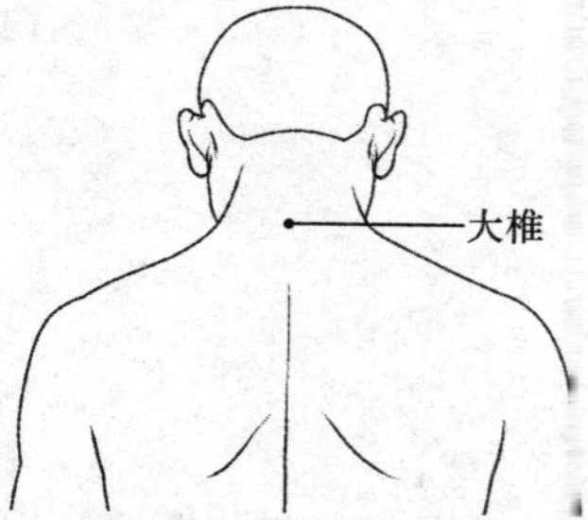

6 JUN 2018

周日	周一	周二	周三	周四	周五	周六	周日	周一	周二	周三	周四	周五	周六	周日	周一	周二	周三	周四	周五	周六
					1 儿童节	2 十九	3 二十	4 廿一	5 廿二	6 芒种	7 廿四	8 廿五	9 廿六	10 廿七	11 廿八	12 廿九	13 三十	14 5月小	15 初二	16 初三
17 父亲节	18 端午节	19 初六	20 初七	21 夏至	22 初九	23 初十	24 十一	25 十二	26 十三	27 十四	28 十五	29 十六	30 十七							

20

2018 年 6 月

星期三

农历五月初七

21

2018 年 6 月

星期四

农历五月初八　　夏至

小腿抽筋，点按承筋

方　　法：点按承筋穴。
穴位定位：承筋穴，在小腿后侧，腘横纹下5寸，腓肠肌两肌腹之间。
使用说明：深呼吸，在气止时用食指缓缓用力按压穴位，缓缓吐气；持续数秒，再慢慢放手，如此反复操作。

夏季炎热，需要适当运动流汗，这样才是顺应了夏气，符合养生之道。可是运动过程可能会出现小腿转筋，也就是我们常说的抽筋，这个时候该如何处理呢？程氏针灸认为这时可以按揉承筋穴。《铜人腧穴针灸图经》中记载，承筋穴“治寒痹转筋，肢肿，大便难，脚腨酸重，引少腹痛，鼻鼽衄，腰背拘急”，在小腿抽筋时，可以点揉这个穴位，一边点揉一边活动，不一会儿就能缓解。

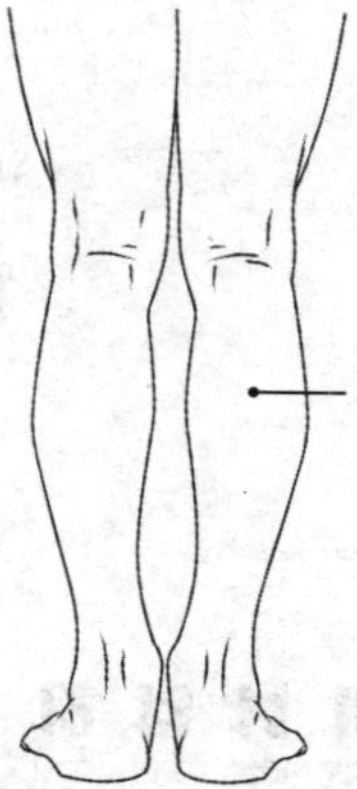

6 JUN 2018

周日	周一	周二	周三	周四	周五	周六	周日	周一	周二	周三	周四	周五	周六	周日	周一	周二	周三	周四	周五	周六
					1 儿童节	2 十九	3 二十	4 廿一	5 廿二	6 芒种	7 廿四	8 廿五	9 廿六	10 廿七	11 廿八	12 廿九	13 三十	14 5月小	15 初二	16 初三
17 父亲节	18 端午节	19 初六	20 初七	21 夏至	22 初九	23 初十	24 十一	25 十二	26 十三	27 十四	28 十五	29 十六	30 十七							

22

2018 年 6 月
星期五
农历五月初九

23

2018 年 6 月
星期六
农历五月初十　　奥林匹克日

小儿推拿，清暑退热

方　　法：清天河水、推天柱、点揉大椎、擦背腰、揉足三里穴。

穴位定位：天河水，位于前臂正中总筋至洪池（曲泽）成一直线；天柱，位于后头骨正下方凹处，也就是颈脖子处有一块突起的肌肉（斜方肌），此肌肉外侧凹处，后发际正中旁开约 2 厘米左右即是此穴；大椎，见 14 页；足三里穴，见 4 页。

使用说明：

1. 清天河水 500 次，退六腑 300 次。
2. 以食、中二指自上向下直推天柱 50 ~ 100 次。
3. 以指点揉大椎穴 1~3 分钟。
4. 患儿俯卧，家长以手掌小鱼际处沿脊柱两侧着力推擦背、腰部，以热透为度。
5. 按揉足三里 1 分钟。

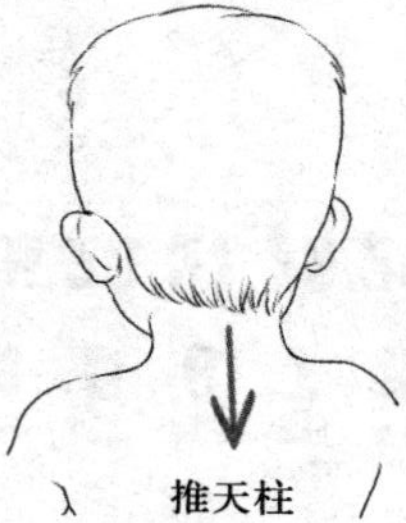
推天柱

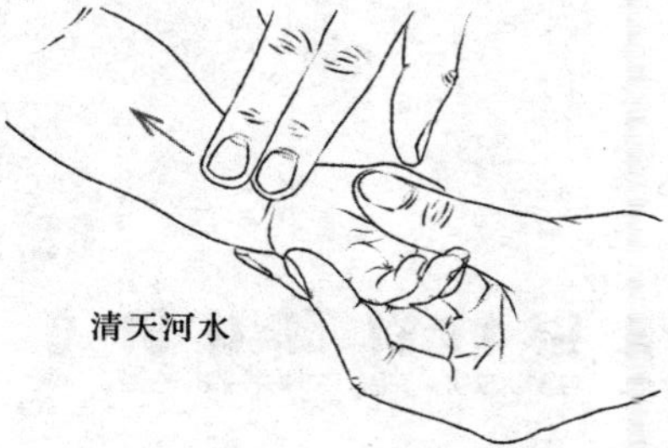
清天河水

周日	周一	周二	周三	周四	周五	周六	周日	周一	周二	周三	周四	周五	周六	周日	周一	周二	周三	周四	周五	周六
					1 儿童节	2 十九	3 二十	4 廿一	5 廿二	6 芒种	7 廿四	8 廿五	9 廿六	10 廿七	11 廿八	12 廿九	13 三十	14 5月小	15 初二	16 初三
17 父亲节	18 端午节	19 初六	20 初七	21 夏至	22 初九	23 初十	24 十一	25 十二	26 十三	27 十四	28 十五	29 十六	30 十七							

24

2018 年 6 月
星期日
农历五月十一

25

2018 年 6 月
星期一
农历五月十二

治空调病，大椎、三里

方　　法： 点揉大椎、足三里、阴陵泉穴。

穴位定位： 大椎穴，见14页；足三里穴，见4页；阴陵泉穴，见28页。

使用说明： 拇指立起，点揉以上三穴，以局部有酸胀感或酸痛感为宜，每穴1～2分钟，每天2～3次。

大椎穴是手足三阳经和督脉交会的地方，而督脉又统督诸阳。阳主表，用力点按可以清泻暑热。阴陵泉穴是足太阴脾经的俞穴，是祛湿常用穴。足三里穴是足阳明胃经的俞穴，而足太阴脾经与足阳明胃经相表里，表里经相配穴，可以健脾和胃、清化湿浊。

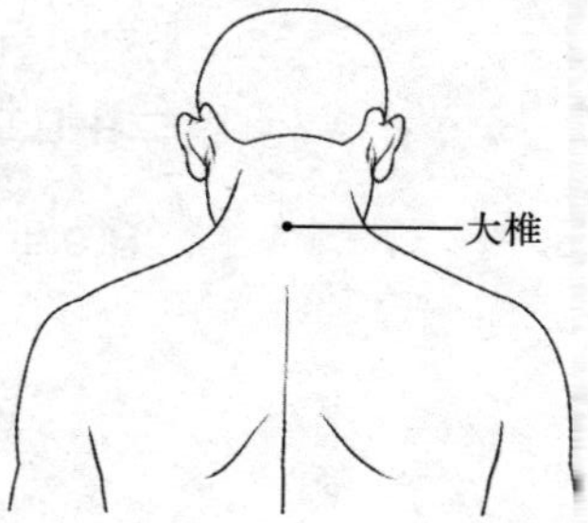

|---|---|---|---|---|---|---|
3 二十	4 廿一	5 廿二 芒种	6 廿三	7 廿四	8 廿五	9 廿六
10 廿七	11 廿八	12 廿九	13 三十	14 5月小	15 初二	16 初三
17 父亲节端午节	18 初五	19 初六	20 初七 夏至	21 初八	22 初九	23 初十
24 十一	25 十二	26 十三	27 十四	28 十五	29 十六	30 十七

26
2018 年 6 月
星期二
农历五月十三

27
2018 年 6 月
星期三
农历五月十四

夏日中暑，人中急救

方　　法： 掐人中、耳尖穴刺血。

穴位定位： 人中穴，位于面部正中、鼻唇之间人中沟的上 1/3 与中 1/3 交点处；耳尖穴，位于耳廓向前对折的上部尖端处、肝位于耳甲艇的后下部、心位于耳甲腔正中凹陷处。

使用说明： 一旦发现自己或其他人有先兆中暑和轻症中暑表现时，首先要迅速撤离高温环境，选择阴凉通风的地方休息，然后可以试试下面的方法。如果没能缓解，可能就是重症中暑，立立即送到医院进行系统治疗。

1. 掐人中穴：患者头部应尽量平放，施治者将拇指立起，用拇指指尖用力掐按人中穴，持续用力 1 分钟，稍放松后重复掐按，直到患者苏醒或症状缓解。

2. 耳尖穴刺血：准备一支三棱针（医用采血针也可以），用 75% 的酒精消毒干净。一手反复揉搓耳朵，特别是耳尖处，使其充血，另一手用三棱针快速点刺耳尖，出血不畅时可用手挤压伤口，挤出 3 ~ 5 滴即可，然后用干净棉球按压止血。

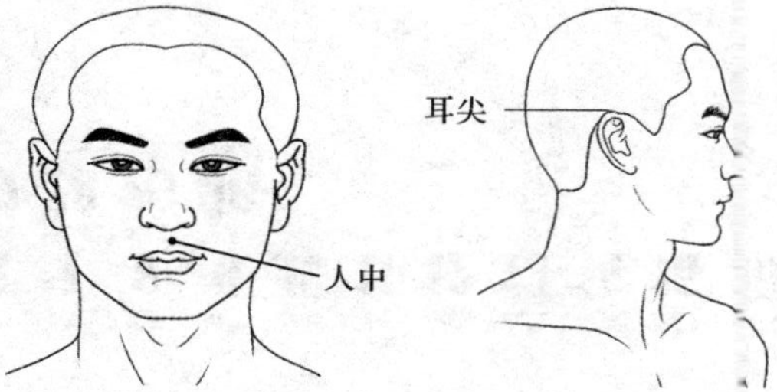

6 JUN 2018

周日	周一	周二	周三	周四	周五	周六	周日	周一	周二	周三	周四	周五	周六	周日	周一	周二	周三	周四	周五	周六
					1 儿童节	2 十九	3 二十	4 廿一	5 廿二	6 芒种	7 廿四	8 廿五	9 廿六	10 廿七	11 廿八	12 廿九	13 三十	14 5月小	15 初二	16 初三
17 父亲节	18 端午节	19 初六	20 初七	21 夏至	22 初九	23 初十	24 十一	25 十二	26 十三	27 十四	28 十五	29 十六	30 十七							

28 2018 年 6 月
星期四
农历五月十五

29 2018 年 6 月
星期五
农历五月十六

治疗失眠，手梳前额

方　　法： 睡前梳前额。

穴位定位： 印堂穴，在两眉头的中间；神庭穴，当前发际正中直上 0.5 寸。

使用说明： 梳前额需要两人配合完成，被治者取坐位或仰卧位，施治者站在其头后，将双手拇指微微立起，用拇指的指腹，自被治者面部正中两眉之间印堂穴起，交替按揉至前发际边缘处的神庭穴，按揉时用力要柔和，要先稍用力按下再轻轻揉动，以被治者感觉点按局部有轻微酸胀感为度。从印堂至神庭穴，再从神庭至印堂穴，反复按揉，至少 10 分钟，能缓慢入睡为佳。

印堂穴是人体经外奇穴，神庭穴属人体督脉，对神经系统有治疗作用。按揉这两个穴位具有清头散风、镇静安神的作用。

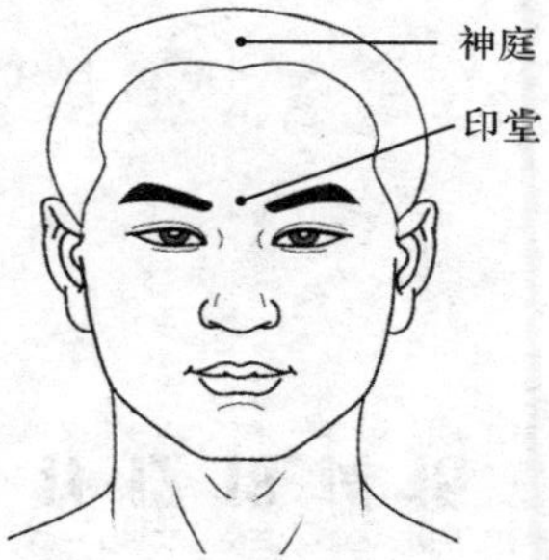

7/JUL 2018

周日	周一	周二	周三	周四	周五	周六	周日	周一	周二	周三	周四	周五	周六	周日	周一	周二	周三	周四	周五	周六
1 建党节	2 十九	3 二十	4 廿一	5 廿二	6 廿三	7 小暑	8 廿五	9 廿六	10 廿七	11 廿八	12 廿九	13 6月小	14 初二	15 初三	16 初四	17 初五	18 初六	19 初七	20 初八	21 初九
22 初十	23 大暑	24 十二	25 十三	26 十四	27 十五	28 十六	29 十七	30 十八	31 十九											

30

2018 年 6 月

星期六

农历五月十七

1

2018 年 7 月

星期日

农历五月十八　　建党节

经络美白，曲池、血海

方　　法：点揉血海、曲池、合谷、三阴交、关元穴。

穴位定位：血海穴，见160页；曲池穴，屈肘，曲池穴就在肘部横纹的外侧末端；合谷穴，见10页；三阴交穴，见20页；关元穴，见106页。

使用说明：现代医学研究表明，性激素可使皮肤色素增加，雌激素能刺激黑素细胞分泌黑素体，而孕激素又有促使黑素体转移扩散的作用，雌、孕激素的联合作用则会使肤色改变，斑的增加更为明显。因此，成年女性肤色变黑，甚至出现色斑的主要原因是内分泌机能的紊乱所致。经络美白从调理女性内分泌入手，脾胃为后天之本，对延缓女性衰老起着关键作用，因此经络美白主要从脾胃、气血进行调理。

血海穴是脾经穴位，有健脾化湿、调经理血的作用，对月经不调、经闭、功能性子宫出血，及荨麻疹、湿疹、皮肤瘙痒等皮肤症状皆有效；三阴交这个穴位是脾、肝、肾三条经脉交会之处，重点点揉此穴可以通畅三经，益气养颜；关元穴为人身阴阳元气交关之处，为养生家聚气凝神之所，艾灸关元穴可以延缓衰老，美白祛斑。

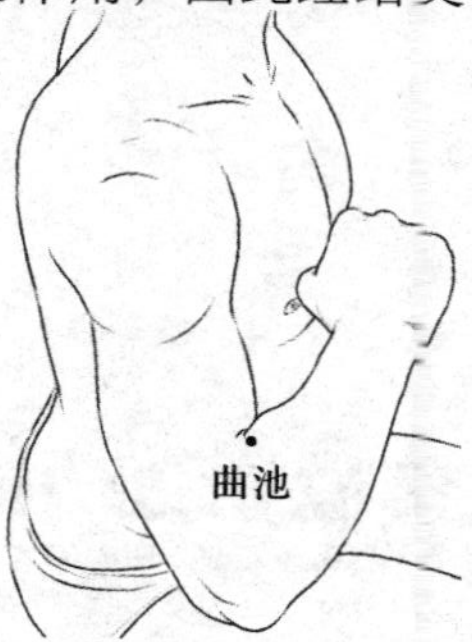

7/JUL 2018

周日	周一	周二	周三	周四	周五	周六	周日	周一	周二	周三	周四	周五	周六	周日	周一	周二	周三	周四	周五	周六
1	2	3	4	5	6	7	8	9	10	11	12	13	14	15	16	17	18	19	20	21
建党节	十九	二十	廿一	廿二	廿三	小暑	廿五	廿六	廿七	廿八	廿九	6月小	初二	初三	初四	初五	初六	初七	初八	初九
22	23	24	25	26	27	28	29	30	31											
初十	大暑	十二	十三	十四	十五	十六	十七	十八	十九											

2

2018 年 7 月

星期一

农历五月十九

3

2018 年 7 月

星期二

农历五月二十

经络润肤，气海、关元

方　　法：点揉气海、足三里、关元穴。

穴位定位：气海穴，在下腹部，一般平躺着取穴，直线连接肚脐与耻骨上方，将其分为十等分，从肚脐 3/10 的位置，即为此穴；足三里穴，见 4 页；关元穴，见 106 页。

使用说明：中医认为，皮肤状况可以反映一个人的身体状况，其中脾胃功能就很重要，脾为后天之本、气血生化的源头。脾胃功能强大了，皮肤才会红润有光泽，因此经络润肤就少不了补脾胃的穴位。足三里穴，有补益后天、强壮脾胃之功。用力点按此穴，会有明显的酸麻胀感，并向膝部或沿小腿向下放散。点按一分钟后可略放松，改点为揉，一分钟后再施点法，如此反复 3 ~ 5 次。

除了补益脾胃，加强气血生化的源头，从补益气血入手也可以改善皮肤状况，推荐关元、气海穴。关元穴为人身阴阳元气交关之处，为养生家聚气凝神之所，其所治之症多为有关人体虚证。关元穴推荐采用艾灸的方法，点燃艾条熏灸，每次 10 ~ 15 分钟，同时也可配合灸腹中线（任脉），如果觉得用手拿着艾条太累了，也可以采用隔姜灸的方法。

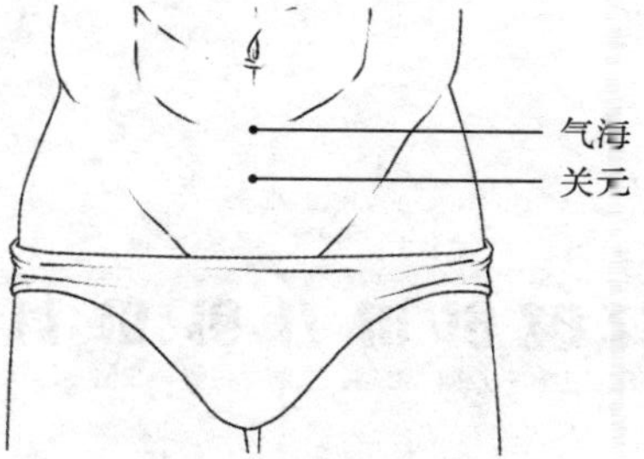

7/JUL 2018

周日	周一	周二	周三	周四	周五	周六	周日	周一	周二	周三	周四	周五	周六	周日	周一	周二	周三	周四	周五	周六
1	2	3	4	5	6	7	8	9	10	11	12	13	14	15	16	17	18	19	20	21
建党节	十九	二十	廿一	廿二	廿三	小暑	廿五	廿六	廿七	廿八	廿九	6月小	初二	初三	初四	初五	初六	初七	初八	初九
22	23	24	25	26	27	28	29	30	31											
初十	大暑	十二	十三	十四	十五	十六	十七	十八	十九											

4

2018 年 7 月

星期三

农历五月廿一

5

2018 年 7 月

星期四

农历五月廿二

夏日养心，点按神门

方　　法： 点按神门穴。

穴位定位： 神门穴，位于腕横纹尺侧端，尺侧腕屈肌腱的桡侧凹陷处。

使用说明： 将一手拇指立起，用指尖用力点按神门穴一分钟，穴位局部会有较明显的酸胀感，左右手交替治疗3～5次。

中医养生主张一个“平”字，即在任何情况之下不可有过激之处。夏季心为主，同时心为五脏六腑之主宰，有“心动则五脏六腑皆摇”之说，心神受损又必涉及其他脏腑。所以养心很重要。在情志方面，喜为心之志，这“喜”是在不过的情况下，舒缓紧张的情绪，使心情舒畅、气血和缓；如果“过”喜则会伤心，心伤则心跳神荡，精神涣散，思想不能集中，甚则精神失常，夏季养生重点突出“心静”二字就是这个道理。

穴位保健上，养心安神可以选择神门穴。临床上神门穴对于心慌、失眠者安定心神的作用非常强。

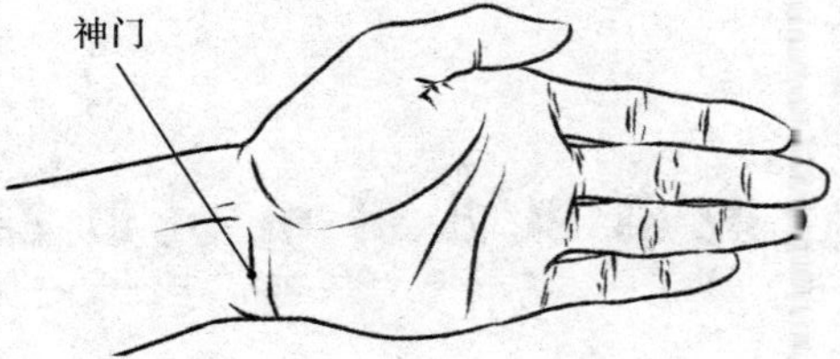

周日	周一	周二	周三	周四	周五	周六	周日	周一	周二	周三	周四	周五	周六	周日	周一	周二	周三	周四	周五	周六
1	2	3	4	5	6	7	8	9	10	11	12	13	14	15	16	17	18	19	20	21
建党节	十九	二十	廿一	廿二	廿三	小暑	廿五	廿六	廿七	廿八	廿九	6月小	初二	初三	初四	初五	初六	初七	初八	初九
22	23	24	25	26	27	28	29	30	31											
初十	大暑	十二	十三	十四	十五	十六	十七	十八	十九											

6

2018 年 7 月

星期五

农历五月廿三

7

2018 年 7 月

星期六

农历五月廿四　　小暑

三伏前后，百会加强

方　　法：点按百会穴。

穴位定位：百会穴，后发际正中上7寸，当两耳尖直上，头顶正中。

使用说明：轻轻揉按百会穴，调动人体百脉，四两拨千斤，一穴通全身，一窍通而百窍通，使身体经络气血做好充分的准备，将后续穴位治疗的效果放大到极致。

冬病夏治是传统医学的一个特色疗法，夏天自然界和人体的阳气最盛，冬天因为寒冷而好发的某些疾病，如哮喘、风湿性关节炎等，到了夏天会进入缓解期，这时候用穴位贴敷、针刺、艾灸等方法来治疗这些“冬病”，能起到事半功倍、去根治本的作用。而夏天最热的时候是三伏天，热能温阳，阳能驱寒，所以冬病夏治最好的时机也是这段时间。三伏是一年中阳气最盛的阶段，与自然相应，人体阳气最为充沛，经络中气血旺盛，并趋于体表，在“冬病夏治”的中医理论指导下，通过运用三伏贴，可以调动人体阳气，达到平衡阴阳，祛除宿疾的目的。

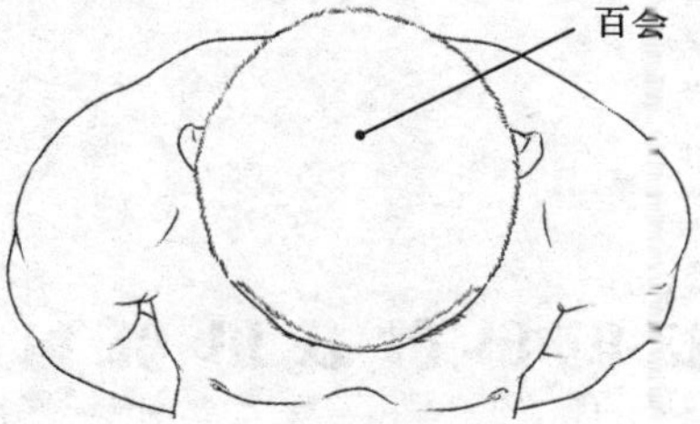

三伏前后的加强期，巧妙选穴，针对性地激发脏腑功能，可使疗效加倍。

|---|---|---|---|---|---|---|---|
	8 廿五	**9** 廿六	**10** 廿七	**11** 廿八	**12** 廿九	**13** 6月小	**14** 初二
	15 初三	**16** 初四	**17** 初五	**18** 初六	**19** 初七	**20** 初八	**21** 初九
	22 大暑 初十	**23** 初一	**24** 十二	**25** 十三	**26** 十四	**27** 十五	**28** 十六
	29 十七	**30** 十八	**31** 十九				

8 2018 年 7 月
星期日
农历五月廿五

9 2018 年 7 月
星期一
农历五月廿六

上吐下泻，尺泽拍痧

方　　法：按揉尺泽穴，刮痧、刺血。

穴位定位：尺泽穴，在肘横纹中，肱二头肌腱桡侧凹陷处，微屈肘取穴。

使用说明：如果你身边有人出现呕吐、泄泻等不适症状，都可尝试对尺泽穴进行按揉、刮痧、拍痧甚至放血疗法，辨证准确的话，效果近乎立竿见影。

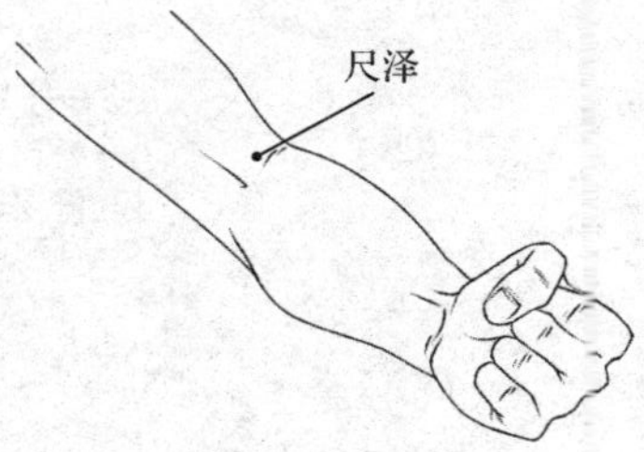

尺泽穴是手太阴肺经的合穴，《难经》说："合主逆气而泄。"这里的"合"即指合穴，擅长治疗腑病，肺经"起于中焦，下络大肠"，其合穴尺泽擅长治疗相表里的大肠腑病，古人认为大肠小肠皆属于胃，胃气以降为顺，当外邪导致肺气不宣、胃气不降时易发生泄泻。

7/JUL 2018

周日	周一	周二	周三	周四	周五	周六	周日	周一	周二	周三	周四	周五	周六	周日	周一	周二	周三	周四	周五	周六
1 建党节	**2** 十九	**3** 二十	**4** 廿一	**5** 廿二	**6** 廿三	**7** 小暑	**8** 廿五	**9** 廿六	**10** 廿七	**11** 廿八	**12** 廿九	**13** 6月小	**14** 初二	**15** 初三	**16** 初四	**17** 初五	**18** 初六	**19** 初七	**20** 初八	**21** 初九
22 初十	**23** 大暑	**24** 十二	**25** 十三	**26** 十四	**27** 十五	**28** 十六	**29** 十七	**30** 十八	**31** 十九											

10

2018 年 7 月
星期二
农历五月廿七

11

2018 年 7 月
星期三
农历五月廿八

晕车不适，点按内关

方　　法：点按内关穴。

穴位定位：内关穴，位于前臂正中，腕横纹上2寸，在桡侧腕屈肌腱与掌长肌腱之间。

使用说明：将拇指指尖立起，放在腕后2寸两筋之间的内关穴上，拇指向下用力，原地点按。此时食指指尖很自然地放到了手臂背侧与内关相对应的地方，即外关穴，上下同时用力，一种特有的酸胀感也随之袭来。如果此时你有肺、心、胸的症状，多会感觉到胸中有发热的感觉。

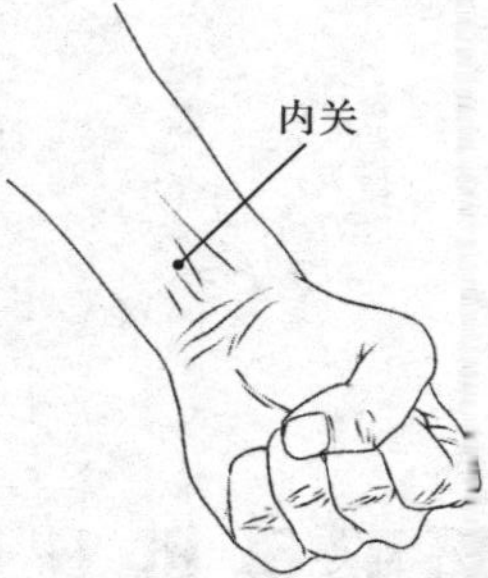

内关，内在之关要，擅长宽胸理气、和胃降逆、调畅气机，是治疗眩晕胸闷、恶心呕吐症状的重要穴位。晕机、晕车、晕船在医学上统称为运动病，其症要点除晕外，主要为“恶心呕吐”的气机逆乱症状，此时当宽胸理气，和胃降逆，调畅气机。有的人会在头晕、恶心症状初起时即喝少量带气的饮料，打出嗝来则胸闷立减，就是这个道理。

7 JUL 2018

周日	周一	周二	周三	周四	周五	周六	周日	周一	周二	周三	周四	周五	周六	周日	周一	周二	周三	周四	周五	周六
1 建党节	2 十九	3 二十	4 廿一	5 廿二	6 廿三	7 小暑	8 廿五	9 廿六	10 廿七	11 廿八	12 廿九	13 6月小	14 初二	15 初三	16 初四	17 初五	18 初六	19 初七	20 初八	21 初九
22 初十	23 大暑	24 十二	25 十三	26 十四	27 十五	28 十六	29 十七	30 十八	31 十九											

12

2018 年 7 月

星期四

农历五月廿九

13

2018 年 7 月

星期五

农历六月初一

长夏除湿，弹拨承山

方　　法：点按、弹拨承山穴。

穴位定位：承山穴，在小腿后区，腓肠肌两肌腹与肌腱交界处，当伸直小腿或足跟上提时，腓肠肌肌腹下出现的尖角凹陷中。

使用说明：可以按揉承山穴，时间最好选在下午 3 ~ 5 点。此外，也可以用拇指弹拨承山穴 100 ~ 200 次，每天坚持可治小腿疼痛。

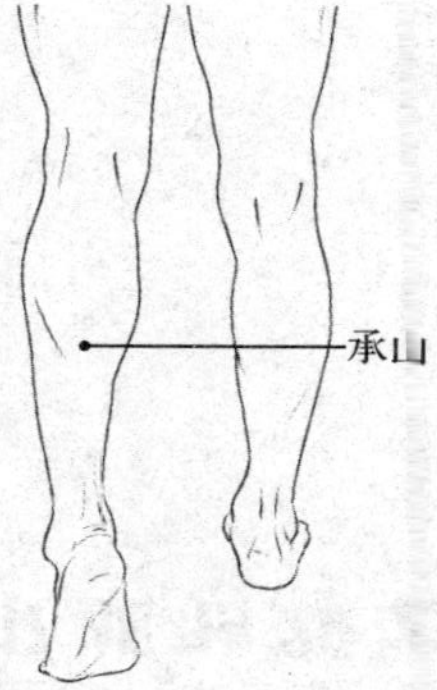

承山穴是祛除人体湿气的要穴，其效果跟薏米红豆粥有异曲同工之妙。中医认为，承山穴在足太阳膀胱经上，膀胱经主人体一身之阳气，承山穴能通过振奋太阳膀胱经的阳气，排出人体湿气。

7/JUL 2018

周日	周一	周二	周三	周四	周五	周六	周日	周一	周二	周三	周四	周五	周六	周日	周一	周二	周三	周四	周五	周六
1	2	3	4	5	6	7	8	9	10	11	12	13	14	15	16	17	18	19	20	21
建党节	十九	二十	廿一	廿二	廿三	小暑	廿五	廿六	廿七	廿八	廿九	6月小	初二	初三	初四	初五	初六	初七	初八	初九
22	23	24	25	26	27	28	29	30	31											
初十	大暑	十二	十三	十四	十五	十六	十七	十八	十九											

14

2018 年 7 月
星期六
农历六月初二

15

2018 年 7 月
星期日
农历六月初三

寒性痛经，艾灸地机

方　　法： 艾灸地机穴。

穴位定位： 地机穴，在内踝尖与胫骨内侧髁下凹陷阴陵泉穴的连线上，阴陵泉穴下 3 寸。

使用说明： 地机，是足太阴脾经的郄穴，所以具有很好的统调气血运行的作用。寒性痛经，可艾灸此穴位。以艾条点燃后缓缓靠近穴位处，至有温热感而不烫， 慢慢绕着圈灸，每天每侧灸半支艾条即可。

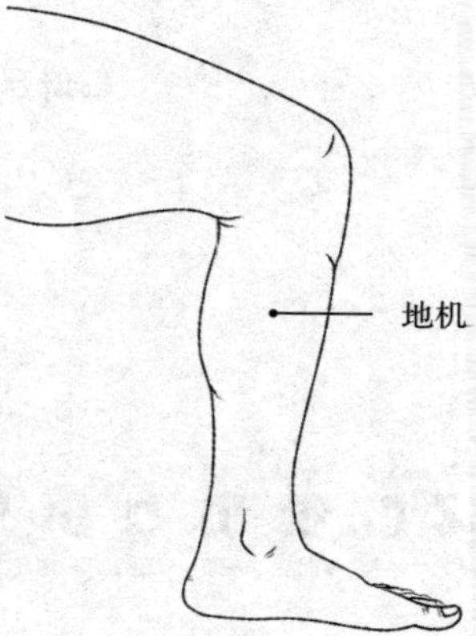

|---|---|---|---|---|---|---|---|
7 JUL **2018**	**1** 建党节	**2** 十九	**3** 二十	**4** 廿一	**5** 廿二	**6** 廿三	**7** 小暑
	8 廿五	**9** 廿六	**10** 廿七	**11** 廿八	**12** 廿九	**13** 6月小	**14** 初二
	15 初三	**16** 初四	**17** 初五	**18** 初六	**19** 初七	**20** 初八	**21** 初九
	22 初十	**23** 大暑	**24** 十二	**25** 十三	**26** 十四	**27** 十五	**28** 十六
	29 十七	**30** 十八	**31** 十九				

16

2018 年 7 月
星期一
农历六月初四

17

2018 年 7 月
星期二
农历六月初五　　初伏

眼周细纹，睛明、承泣

方　　法：点按睛明、承泣穴。

穴位定位：睛明穴，目内眦角稍上方凹陷处；承泣穴，瞳孔直下，当眼球与眶下缘之间。

使用说明：先用手指点压眼眶周围的睛明、承泣穴、各 5 ~ 10 次。然后在手指尖上适当蘸一些凡士林油，在眼周成同心圆形轻柔按摩，将油脂揉进皮肤里去，按摩持续 1 分钟左右。接着用薄卫生纸将多余的油脂擦去，但不能完全擦去，以抹到手感光洁为度，每晚进行为宜。

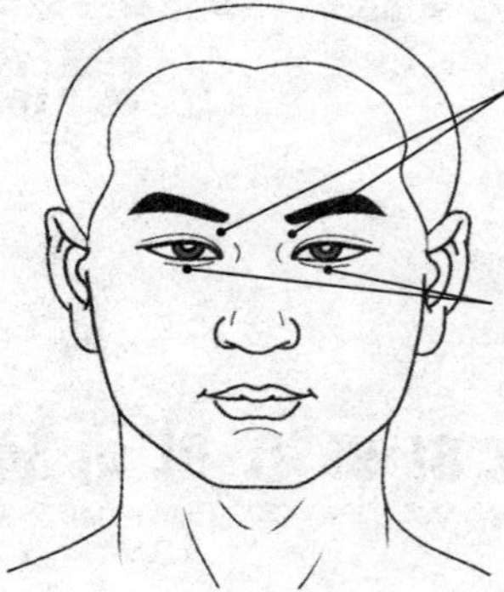

7/JUL 2018

周日	周一	周二	周三	周四	周五	周六	周日	周一	周二	周三	周四	周五	周六	周日	周一	周二	周三	周四	周五	周六
1	2	3	4	5	6	7	8	9	10	11	12	13	14	15	16	17	18	19	20	21
建党节	十九	二十	廿一	廿二	廿三	小暑	廿五	廿六	廿七	廿八	廿九	6月小	初二	初三	初四	初五	初六	初七	初八	初九
22	23	24	25	26	27	28	29	30	31											
初十	大暑	十二	十三	十四	十五	十六	十七	十八	十九											

18

2018 年 7 月

星期三

农历六月初六

19

2018 年 7 月

星期四

农历六月初七

经络纤体，丰隆、阴陵泉

方　　法：点按丰隆、阴陵泉穴。

穴位定位：丰隆穴，取犊鼻至外踝尖的中点，旁开胫骨外侧边缘两中指宽处即是；阴陵泉穴，正坐屈膝或仰卧位，在胫骨内侧髁后下方约胫骨粗隆下缘平齐处取穴。

使用说明：先用拇指用力点按丰隆约半分钟，使局部出现明显酸胀感，然后稍放松，改点为揉，揉约1分钟，重复点揉8～10次，有空时即可点揉，不拘时间。

肥胖者不仅是体重明显增加，还会自觉身体困重，疲劳感严重，甚至整日昏昏欲睡，没有精神。这都是“痰”邪作祟。营养物质不能及时消耗，聚湿成痰，就会流滞经脉，阻碍气血的正常运行，使身体困重难耐、体重飙升。这种“痰”不能咳唾而出，故被称之为“无形之痰”。点按足阳明胃经小腿部的丰隆、阴陵泉穴，配以摩腹，可以将这种无形之痰化去，达到纤体健美的神奇功效。

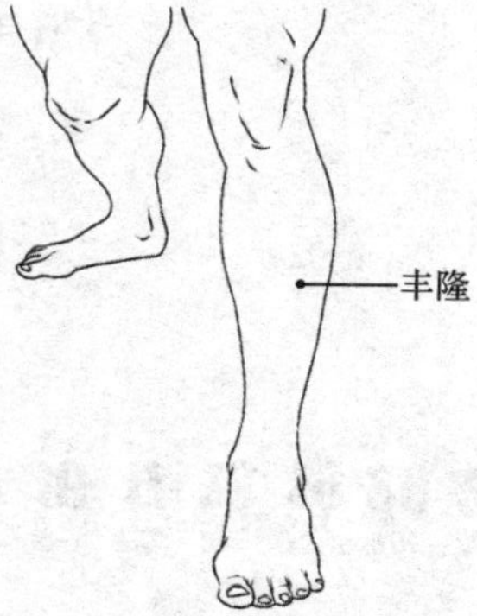

7/JUL 2018

周日	周一	周二	周三	周四	周五	周六	周日	周一	周二	周三	周四	周五	周六	周日	周一	周二	周三	周四	周五	周六
1	2	3	4	5	6	7	8	9	10	11	12	13	14	15	16	17	18	19	20	21
建党节	十九	二十	廿一	廿二	廿三	小暑	廿五	廿六	廿七	廿八	廿九	6月小	初二	初三	初四	初五	初六	初七	初八	初九
22	23	24	25	26	27	28	29	30	31											
初十	大暑	十二	十三	十四	十五	十六	十七	十八	十九											

20	2018 年 7 月 星期五 农历六月初八
21	2018 年 7 月 星期六 农历六月初九

食欲欠佳，中脘开胃

方　　法： 摩中脘穴。

穴位定位： 中脘穴，在腹部正中线上，胸剑联合与肚脐中央之间中点处。

使用说明： 将手掌掌心（劳宫穴）附着在中脘穴上，以腕关节为中心连同前臂作节律性的环旋运动。着力面应向顺时针方向，沿圆形轨迹回旋运行，周而复始，同时要适当地扩大按摩的范围，争取能够覆盖胃的全部范围。顺时针摩为补益之法。摩法的动作要缓和而协调，摩中脘的频率以 80 ~ 90 次 / 分钟为宜。每次操作时间应不少于 5 分钟，以中脘穴局部有温热感，并持续向腹内渗透为度。

大暑时节，天气炎热，加之在我国此时降雨量是最多的时候，湿热的环境极易影响到人的脾胃功能，因此人容易没有食欲，还容易拉肚子。在这个时节适当地艾灸中脘穴或者时时以手按摩中脘穴，可以有效地开胃消食、止泻。

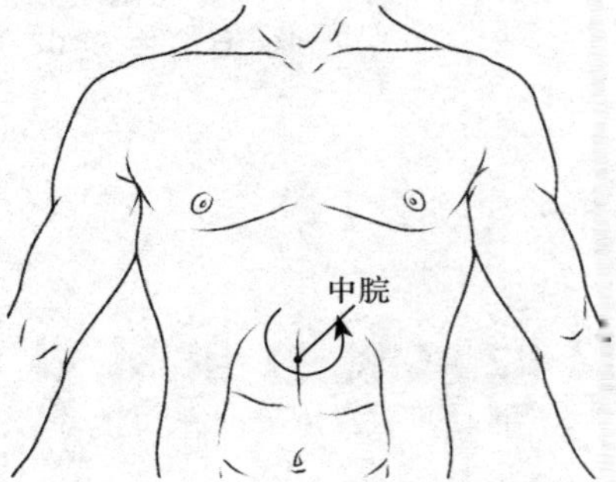

7/JUL 2018

周日	周一	周二	周三	周四	周五	周六	周日	周一	周二	周三	周四	周五	周六	周日	周一	周二	周三	周四	周五	周六
1 建党节	2 十九	3 二十	4 廿一	5 廿二	6 廿三	7 小暑	8 廿五	9 廿六	10 廿七	11 廿八	12 廿九	13 6月小	14 初二	15 初三	16 初四	17 初五	18 初六	19 初七	20 初八	21 初九
22 初十	23 大暑	24 十二	25 十三	26 十四	27 十五	28 十六	29 十七	30 十八	31 十九											

22

2018 年 7 月
星期日
农历六月初十

23

2018 年 7 月
星期一
农历六月十一　　大暑

胃胀胃痛，中脘、梁丘

方　　法：揉中脘、按梁丘。

穴位定位：中脘穴，在腹部正中线上，胸剑联合与肚脐中央之间中点处；梁丘穴，伸直小腿，找到髌骨，在髌骨外侧缘与上缘交点直上约三横指处取穴。

使用说明：揉中脘，找到胸部正中两乳间膻中穴的位置，用力按下时可以感觉到下面是硬硬的胸骨，继续向下循按，不远处会感觉到胸骨的末端消失处，中脘穴就位于这个位置与肚脐中央的中点处。将掌根置于此，稍用力按下，轻轻揉动5～10分钟，可促进消化，缓解胃胀、胃痛症状。

按梁丘，将拇指立起，指尖用力点按梁丘，每次1分钟，左右交替，直到胃胀、胃痛症状缓解。

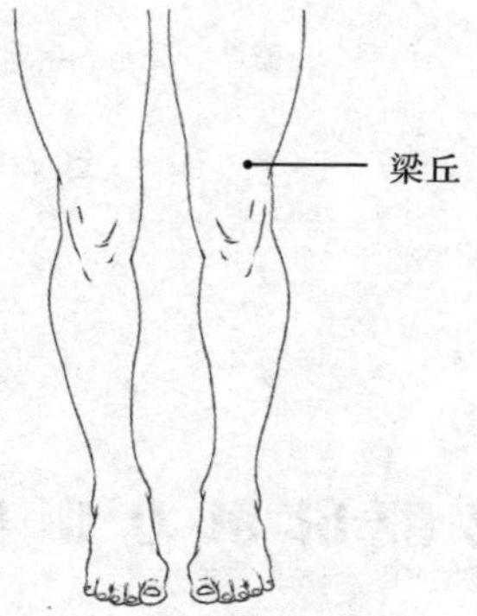

7/JUL 2018

周日	周一	周二	周三	周四	周五	周六	周日	周一	周二	周三	周四	周五	周六	周日	周一	周二	周三	周四	周五	周六
1	2	3	4	5	6	7	8	9	10	11	12	13	14	15	16	17	18	19	20	21
建党节	十九	二十	廿一	廿二	廿三	小暑	廿五	廿六	廿七	廿八	廿九	6月小	初二	初三	初四	初五	初六	初七	初八	初九
22	23	24	25	26	27	28	29	30	31											
初十	大暑	十二	十三	十四	十五	十六	十七	十八	十九											

24

2018 年 7 月

星期二

农历六月十二

25

2018 年 7 月

星期三

农历六月十三

腹宜常摩，可祛百病

方　　法： 摩肚腹。

穴位定位： 肚腹部。

使用说明： 双手手掌叠放于腹部，稍用力下按，以肚脐为中心，顺时针摩动。当双掌位于侧腹部时，压在下面的一只手的手指部用力回拉，压在上的另外一只手的掌根部用力回推；当摩动到另外一侧腹部时，原来压在上面的手换到下面，用手指回拉，原来压在下的手换到上面，用掌根回推。如此反复摩动，动作宜缓，30 ~ 50 次为佳。

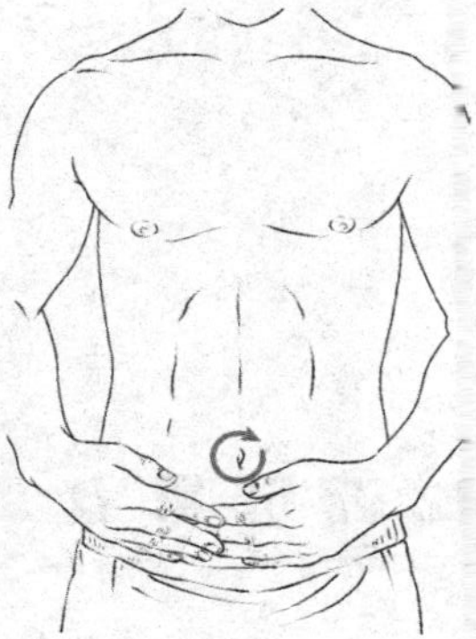

夏季自然界阳气旺盛，人体阳气也由内向外走，体内阳气相对减弱，脾胃的运化功能也会随之减弱，所以，一旦饮食不当很容易发生消化系统的疾病，如腹胀、拉肚子等。唐代名医孙思邈曾经写道："腹宜常摩，可祛百病。"摩腹可以使胃肠等脏器的分泌功能活跃，从而加强对食物的消化、吸收和排泄。睡前按揉腹部有助于睡眠，而对于患有动脉硬化、高血压、脑血管疾病的患者，经常按揉腹部可以平息肝火，使得心平气和、血脉流通，起到辅助治疗的作用。

周日	周一	周二	周三	周四	周五	周六	周日	周一	周二	周三	周四	周五	周六	周日	周一	周二	周三	周四	周五	周六
1 建党节	2 十九	3 二十	4 廿一	5 廿二	6 廿三	7 小暑	8 廿五	9 廿六	10 廿七	11 廿八	12 廿九	13 6月小	14 初二	15 初三	16 初四	17 初五	18 初六	19 初七	20 初八	21 初九
22 初十	23 大暑	24 十二	25 十三	26 十四	27 十五	28 十六	29 十七	30 十八	31 十九											

26

2018 年 7 月

星期四

农历六月十四

27

2018 年 7 月

星期五

农历六月十五　中伏

排毒养颜，按通胃经

方　　法：循按足阳明胃经小腿部的循行线。

穴位定位：屈膝沿髌骨向下循按，摸到胫骨，距胫骨外侧边缘一中指宽处就是足阳明胃经小腿部的循行线。髌骨下方的韧带外侧凹陷是犊鼻穴，自犊鼻向下约一掌（四指并拢为一掌），是足三里穴，再向下一掌为上巨虚穴，再下一掌为下巨虚穴。

使用说明：自犊鼻沿胃经循行线自上而下点按足三里、上巨虚、下巨虚穴，通畅小腿气血。如此反复10次后换另一条腿继续点按。遇到明显酸痛或刺痛处，不管是不是穴位所在，均要停留片刻，改点按为先点后揉，用力下点10～15秒后，稍放松力量揉1分钟，然后继续沿经脉向下点按。

7/JUL 2018

周日	周一	周二	周三	周四	周五	周六	周日	周一	周二	周三	周四	周五	周六	周日	周一	周二	周三	周四	周五	周六
1	2	3	4	5	6	7	8	9	10	11	12	13	14	15	16	17	18	19	20	21
建党节	十九	二十	廿一	廿二	廿三	小暑	廿五	廿六	廿七	廿八	廿九	6月小	初二	初三	初四	初五	初六	初七	初八	初九
22	23	24	25	26	27	28	29	30	31											
初十	大暑	十二	十三	十四	十五	十六	十七	十八	十九											

28
2018 年 7 月
星期六
农历六月十六

29
2018 年 7 月
星期日
农历六月十七

调经止带，按摩脾经

方　　法：循按足太阴脾经小腿部的循行线。

穴位定位：先找到内踝尖，沿内踝尖向上推按，可以摸到胫骨的后缘，这里就是足太阴脾经在小腿部的循行线。

使用说明：内踝尖向上约一掌处为三阴交穴，自三阴交起，沿胫骨后缘向上依次点按，直至近膝关节的阴陵泉穴止，反复治疗10次后换另外一条腿，继续点按。有月经不调、盆腔炎症等妇科疾病时，点按时多出现明显酸痛或刺痛感，遇此位置要停留片刻，改点按为先点后揉，即用力点下10～15秒后，稍放松力量揉1分钟，然后再继续沿经脉向上点按。

通畅脾经，不仅可以促进运化，补益气血，还可以清除痰湿，加强对气血的调节和统摄作用，从而调经止带，呵护女性生殖健康，相当于人体自备的乌鸡白凤丸。

7/JUL 2018

周日	周一	周二	周三	周四	周五	周六	周日	周一	周二	周三	周四	周五	周六	周日	周一	周二	周三	周四	周五	周六
1 建党节	2 十九	3 二十	4 廿一	5 廿二	6 廿三	7 小暑	8 廿五	9 廿六	10 廿七	11 廿八	12 廿九	13 6月小	14 初二	15 初三	16 初四	17 初五	18 初六	19 初七	20 初八	21 初九
22 初十	23 大暑	24 十二	25 十三	26 十四	27 十五	28 十六	29 十七	30 十八	31 十九											

30

2018 年 7 月

星期一

农历六月十八

31

2018 年 7 月

星期二

农历六月十九

健脾利水，灸阴陵泉

方　　法：灸阴陵泉穴利水法。

穴位定位：阴陵泉穴，位于小腿内侧，胫骨内侧髁下缘与胫骨内侧缘之间的凹陷中。

使用说明：自内踝尖沿胫骨内侧缘向上循按，临近膝关节处，在膝关节内下方，胫骨内侧缘出现一个明显的弯曲，在弯曲最大处取阴陵泉穴。水肿、小便不通时，可连续灸此穴2～3根艾条，注意不要烫伤皮肤。灸后小便量会逐渐增多，持久点揉此穴，亦会有效。

阴陵泉穴，属足太阴脾经，《穴名释义》中谓阴陵泉："具有健脾利水之功，大凡涉及内脏水湿之疾，如腹满水肿，小便不利，取之有清源导流利水之妙，亦似有泉义，故因以为名。"

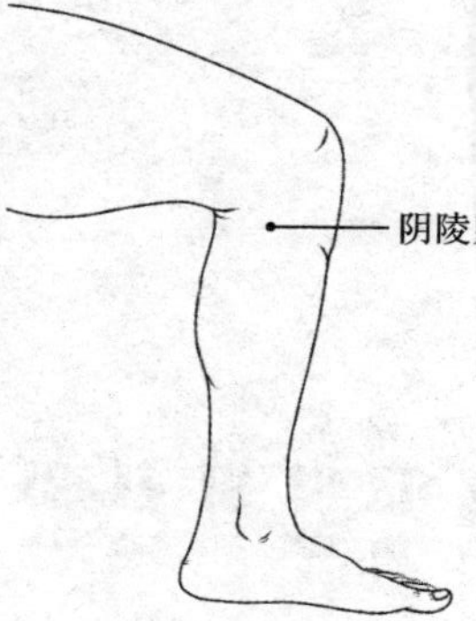

8 AUG 2018

周日	周一	周二	周三	周四	周五	周六	周日	周一	周二	周三	周四	周五	周六	周日	周一	周二	周三	周四	周五	周六
			1 建军节	2 廿一	3 廿二	4 廿三	5 廿四	6 廿五	7 立秋	8 廿七	9 廿八	10 廿九	11 7月大	12 初二	13 初三	14 初四	15 初五	16 初六	17 七夕节	18 初八
19 初九	20 初十	21 十一	22 十二	23 处暑	24 十四	25 中元节	26 十六	27 十七	28 十八	29 十九	30 二十	31 廿一								

1

2018 年 8 月

星期三

农历六月二十　　建军节

2

2018 年 8 月

星期四

农历六月廿一

醉酒不适，关冲解酒

方　　法： 掐按关冲穴。

穴位定位： 关冲穴，仰掌，微屈指，在手无名指末节尺侧，距指甲根角 0.1 寸处。

使用说明： 用指甲或者牙签掐关冲穴，每次掐 10 秒，放松 2 秒后重复掐按，每侧手指掐按 5 次。掐按时用力要均匀，使穴位能够感到微微酸痛。

关冲为手少阳三焦经的起始穴，三焦经是气道和水道，有行气利水、醒神开窍的作用，所以掐按关冲穴可以解酒防醉。需要特别说明的是，这个方法只适合酒后自觉不适但还算清醒时自我操作，如果已经喝醉了，晕晕乎乎的很难点准，也就不会有效了。

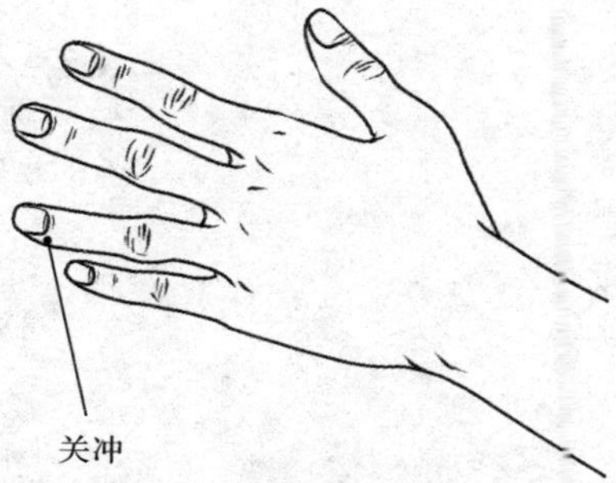

8/AUG 2018

周日	周一	周二	周三	周四	周五	周六	周日	周一	周二	周三	周四	周五	周六	周日	周一	周二	周三	周四	周五	周六
			1	2	3	4	5	6	7	8	9	10	11	12	13	14	15	16	17	18
			建军节	廿一	廿二	廿三	廿四	廿五	立秋	廿七	廿八	廿九	7月大	初二	初三	初四	初五	初六	七夕节	初八
19	20	21	22	23	24	25	26	27	28	29	30	31								
初九	初十	十一	十二	处暑	十四	中元节	十六	十七	十八	十九	二十	廿一								

3

2018 年 8 月

星期五

农历六月廿二

4

2018 年 8 月

星期六

农历六月廿三

补益后天，艾灸中脘

方　　法： 灸中脘穴。

穴位定位： 中脘穴，位于上腹前正中线上，当脐中上 4 寸。

使用说明： 将艾条燃着端悬于中脘部位上距皮肤 2 ~ 3 厘米处，平行往复回旋熏灸，皮肤有温热感而不至于灼痛，使穴区均匀发热，热力逐渐渗透至体内。

自人呱呱坠地以后，生命的维持，一方面是要呼吸自然界的清气，另一方面就是要依靠进食，吸收其中的水分和营养物质来维持了。而饮食物的消化吸收，中医认为必须要依靠脾胃，所以中医称脾胃为“后天之本”。

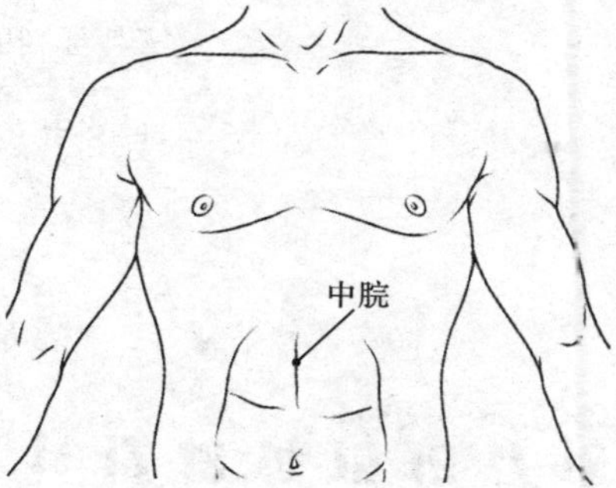

《说文·肉部》说：“脘，胃府也。”中脘穴又为脾之募穴，任脉与手太阳小肠经、手少阳三焦经和足阳明胃经交会的穴位，又为腑会，不仅直接联系胃之腑气，还是六腑精气会聚之所，其气血还直接交通于小肠经、三焦经与胃经，使中脘成为补益后天、滋养肾气，治疗消化系统疾病的重要穴位。

8/AUG 2018

周日	周一	周二	周三	周四	周五	周六	周日	周一	周二	周三	周四	周五	周六	周日	周一	周二	周三	周四	周五	周六
			1 建军节	2 廿一	3 廿二	4 廿三	5 廿四	6 廿五	7 立秋	8 廿七	9 廿八	10 廿九	11 7月大	12 初二	13 初三	14 初四	15 初五	16 初六	17 七夕节	18 初八
19 初九	20 初十	21 十一	22 十二	23 处暑	24 十四	25 中元节	26 十六	27 十七	28 十八	29 十九	30 二十	31 廿一								

5

2018 年 8 月
星期日
农历六月廿四

6

2018 年 8 月
星期一
农历六月廿五

清肺除热，少商止燥

方　　法：点掐少商、鱼际穴。

穴位定位：少商穴，位于手指，拇指末端桡侧，指甲根角侧上方 0.1 寸处；鱼际穴，位于手拇指本节（第 1 掌指关节）后凹陷处，约当第 1 掌骨中点桡侧，赤白肉际处。

使用说明：点掐少商、鱼际穴，拇指指甲缘或指腹置于穴位处，缓缓向下用力掐点。按摩鱼际穴、少商穴可以起到祛肺火的作用，当出现嗓子嘶哑、疼痛时，对这两个穴位进行点掐可起到较好的效果。

“七月节，立，建始也，五行之气，往者过，来者续。秋，揫也，物于此而揫敛也。”立秋后天气渐凉，预示着炎热的夏天即将过去，秋天即将来临，大气中的阳气有了收敛之势。这个时候风干气燥，易引起燥咳。临床上表现为干咳不止，无痰或少痰，痰难咳出，痰中带血丝，并伴有口干咽痛、喉痒、声音嘶哑、舌红少津等症状。此时要以清肺火配合利湿为主。

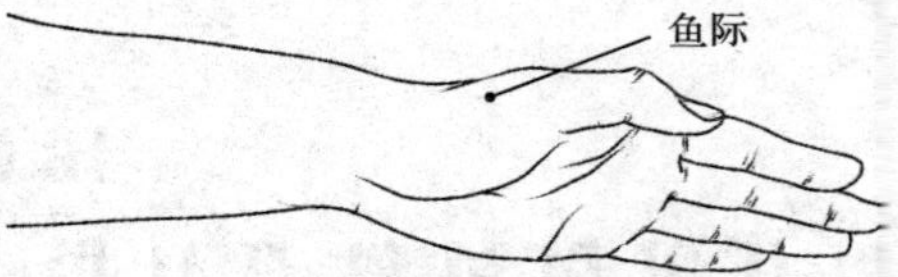

8/AUG 2018

周日	周一	周二	周三	周四	周五	周六	周日	周一	周二	周三	周四	周五	周六	周日	周一	周二	周三	周四	周五	周六
			1	2	3	4	5	6	7	8	9	10	11	12	13	14	15	16	17	18
			建军节	廿一	廿二	廿三	廿四	廿五	立秋	廿七	廿八	廿九	7月大	初二	初三	初四	初五	初六	七夕节	初八
19	20	21	22	23	24	25	26	27	28	29	30	31								
初九	初十	十一	十二	处暑	十四	中元节	十六	十七	十八	十九	二十	廿一								

7

2018 年 8 月

星期二

农历六月廿六　　立秋

8

2018 年 8 月

星期三

农历六月廿七

滋补肾经，按摩乌发

方　　法：乌发按摩法。

穴位定位：风池穴，见66页；肾俞穴，见6页；命门穴，见76页；中冲穴，在手指中指末节最高点；关冲穴，见216页。

使用说明：年纪轻轻就开始有白发，往往是肾虚的表现，应以补肾为主。

1.用两手拇指置于两侧风池穴，用力按揉，用力方向为向内向上，以感觉酸胀感向头部两侧放射为宜，按揉半分钟。

2.将双手五指聚拢呈梅花状，置于头皮上，像鸡啄米一样用指尖啄击头皮，自头顶向两侧移动，力量大小以能耐受为度。反复啄击5分钟，以头部有温热、轻松舒适感为宜。

3.对肾俞、命门施以按压，双手交替进行，每天做10～15分钟。禁用强刺激手法，以免促进白发生长，宜缓慢地按压。

4.辅助按压手心及中冲、关冲穴，每天每穴10分钟左右，手法亦应缓。

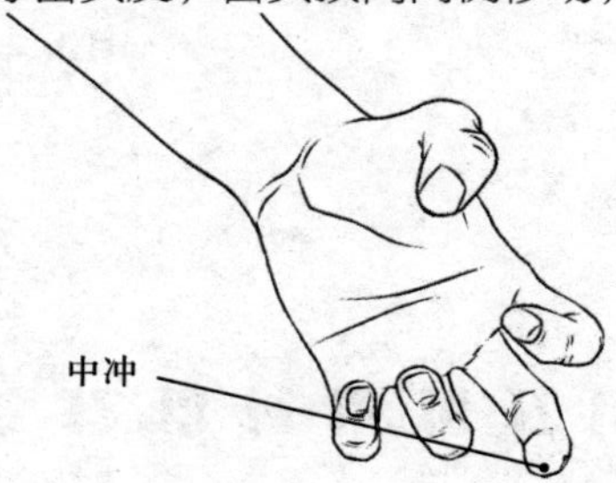

8/AUG 2018

周日	周一	周二	周三	周四	周五	周六	周日	周一	周二	周三	周四	周五	周六	周日	周一	周二	周三	周四	周五	周六
			1	2	3	4	5	6	7	8	9	10	11	12	13	14	15	16	17	18
			建军节	廿一	廿二	廿三	廿四	廿五	立秋	廿七	廿八	廿九	7月大	初二	初三	初四	初五	初六	七夕节	初八
19	20	21	22	23	24	25	26	27	28	29	30	31								
初九	初十	十一	十二	处暑	十四	中元节	十六	十七	十八	十九	二十	廿一								

9

2018 年 8 月

星期四

农历六月廿八

10

2018 年 8 月

星期五

农历六月廿九

眼部按摩，眼皮去皱

方　　法： 眼皮部按摩法。

穴位定位： 太阳穴，在头部，眉梢与目外眦之间向后约一横指的凹陷中。

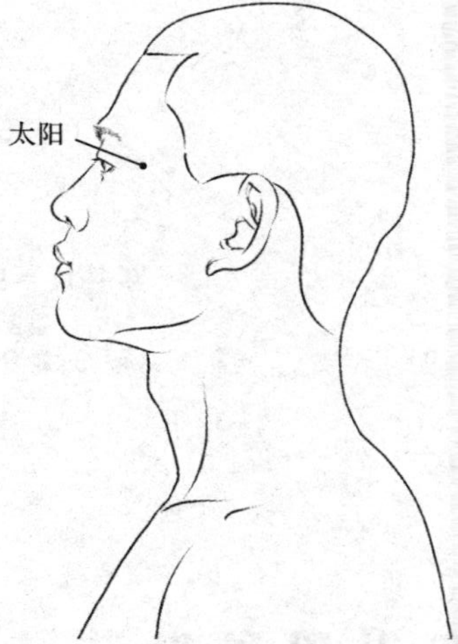

使用说明：

1.用双手拇指按住太阳穴，双食指由外眼角向内轻轻做螺旋式按摩，一边按摩一边向内眼角移动，每日2次，每次重复5遍。按摩时力度要适当，不要过重。

2.用双手食、中、无名指压眉毛下方3次，再压眼下方3次。3～5分钟后会觉得眼睛格外清亮。可以增强局部血液循环，促进眼部皮肤气血流通的作用，使其延长青春，防止衰老。

3.眼球连续做上下左右转动，并连续做W形转动，以不感到疲劳为宜。本法可锻炼眼肌，使你的双眼更加明亮。

周日	周一	周二	周三	周四	周五	周六
			1 建军节	2 廿一	3 廿二	4 廿三
5 廿四	6 廿五	7 立秋	8 廿七	9 廿八	10 廿九	11 七月大
12 初二	13 初三	14 初四	15 初五	16 初六	17 七夕节	18 初八
19 初九	20 初十	21 十一	22 十三	23 处暑	24 十四	25 中元节
26 十六	27 十七	28 十八	29 十九	30 二十	31 廿一	

11
2018 年 8 月
星期六
农历七月初一

12
2018 年 8 月
星期日
农历七月初二

眼睛红肿，常摩眼眶

方　　法：点按睛明、承泣、瞳子髎穴。

穴位定位：睛明穴，见200页；承泣穴，见200页；瞳子髎穴，在头部目外眦外侧0.5寸凹陷中。

使用说明：

1. 用食指压住两眼内眦的睛明穴，每秒按压1次，共按压5次。

2. 用食指垂直按压眼眶下的承泣穴，每秒按压1次，共按压5次。

3. 用食指按压外眦的瞳子髎穴，每秒按压1次，共按压5次。

4. 用食指环眼眶做抹法，同时用另一只手按住外眼角，以免皮肤过于牵拉而出现眼角歪斜。按摩时应在局部涂上适量润肤油。

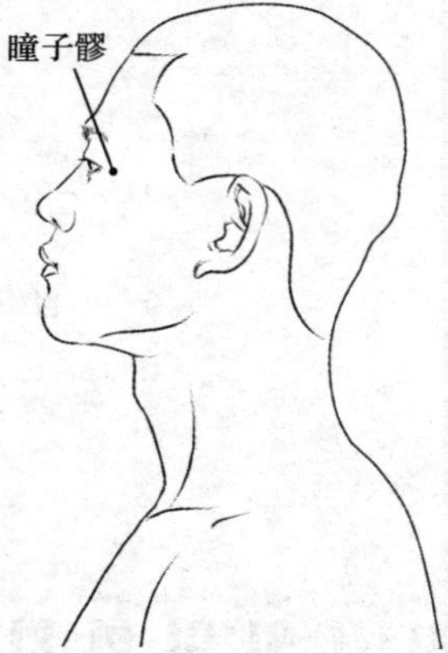

晴明穴主要能缓解眼睛红肿、迎风流泪的问题，眼睛舒服了，眼部皮肤受到拉扯的机会就大大减少。承泣穴，对于舒缓眼睛红肿、迎风流泪也同样有效，同时对控制眼袋有很好的效果。

8 AUG 2018

周日	周一	周二	周三	周四	周五	周六	周日	周一	周二	周三	周四	周五	周六	周日	周一	周二	周三	周四	周五	周六
			1 建军节	2 廿一	3 廿二	4 廿三	5 廿四	6 廿五	7 立秋	8 廿七	9 廿八	10 廿九	11 7月大	12 初二	13 初三	14 初四	15 初五	16 初六	17 七夕节	18 初八
19 初九	20 初十	21 十一	22 十二	23 处暑	24 十四	25 中元节	26 十六	27 十七	28 十八	29 十九	30 二十	31 廿一								

13
2018 年 8 月
星期一
农历七月初三

14
2018 年 8 月
星期二
农历七月初四

面部美容，刮擦鼻部

方　　法： 擦鼻部。

穴位定位： 迎香穴，属手阳明大肠经腧穴，在面部，鼻翼外缘中点旁，鼻唇沟中。

使用说明：

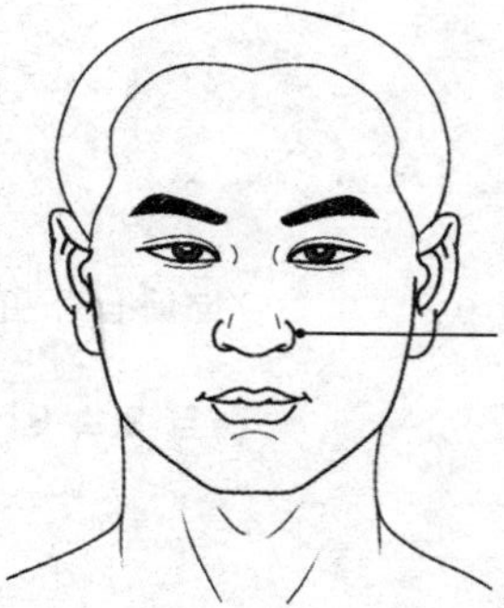

1. 双手拇指指背的一节相互摩擦发热后，摩擦鼻梁两侧各 20 次。

2. 用手指刮鼻梁，从上向下 6 次。

3. 用手指摩擦鼻尖 12 次。

4. 用双手指擦鼻两侧迎香穴各 20 次。

此方法可增加鼻部皮肤光泽，还可以预防感冒。

8/AUG 2018

周日	周一	周二	周三	周四	周五	周六	周日	周一	周二	周三	周四	周五	周六	周日	周一	周二	周三	周四	周五	周六
			1 建军节	2 廿一	3 廿二	4 廿三	5 廿四	6 廿五	7 立秋	8 廿七	9 廿八	10 廿九	11 7月大	12 初二	13 初三	14 初四	15 初五	16 初六	17 七夕节	18 初八
19 初九	20 初十	21 十一	22 十二	23 处暑	24 十四	25 中元节	26 十六	27 十七	28 十八	29 十九	30 二十	31 廿一								

15

2018 年 8 月

星期三

农历七月初五

16

2018 年 8 月

星期四

农历七月初六　　末伏

面颊唇部，美容有方

方　　法：局部按摩法。

穴位定位：地仓穴，在面部，口角旁开 0.4 寸；人中穴，又名水沟穴，在人中沟的上 1/3 与下 2/3 交点处；承浆穴，在面部，颏唇沟正中凹陷中。

使用说明：

面颊

1. 将双手五指涂抹润肤油，由下向上，手呈环行运动，并且适当用力按摩两颊数次。可使面颊红润。

2. 笑，同时尽量将嘴角向上咧，默数 10 下后，放松，做 2 遍。再用双手指背部，向上轻拍两颊数次，可防止面颊松弛。

唇部

1. 将少量润肤油涂在嘴唇及周围，用双手食、中指做环行按摩，点地仓、人中、承浆穴 1 ~ 2 分钟。

2. 上下嘴唇绷紧包在牙齿上，默数至 6 后双唇放松。此练习可防止嘴部出现放射状皱纹。

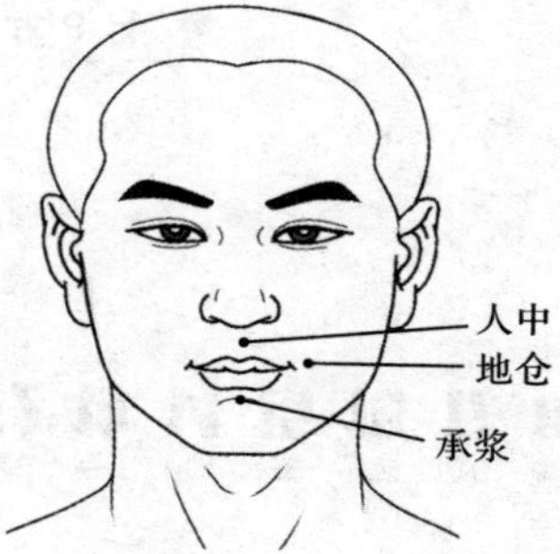

8/AUG 2018

周日	周一	周二	周三	周四	周五	周六	周日	周一	周二	周三	周四	周五	周六	周日	周一	周二	周三	周四	周五	周六
			1 建军节	2 廿一	3 廿二	4 廿三	5 廿四	6 廿五	7 立秋	8 廿七	9 廿八	10 廿九	11 7月大	12 初二	13 初三	14 初四	15 初五	16 初六	17 七夕节	18 初八
19 初九	20 初十	21 十一	22 十二	23 处暑	24 十四	25 中元节	26 十六	27 十七	28 十八	29 十九	30 二十	31 廿一								

17 | 2018 年 8 月
星期五
农历七月初七　　七夕

18 | 2018 年 8 月
星期六
农历七月初八

眶上神经痛，按揉攒竹穴

方　　法：按揉攒竹穴。

穴位定位：攒竹穴，属足太阳膀胱经腧穴，在眉头凹陷中，约在目内眦直上。

使用说明：按揉攒竹穴，拇指腹放于攒竹穴上，一边做轻柔缓和的环旋转动，一边缓缓向下用力。

眶上神经是三叉神经的第 1 支，从眉头的眶上神经孔发出。眶上神经痛起病多急，表现为经常间歇性一侧或双侧球周、眶周不明原因灼痛或隐痛，也可在持续疼时伴阵发性加剧。因攒竹穴处有眶上神经孔，故按揉此处可缓解眶上神经痛，针刺效果更佳。

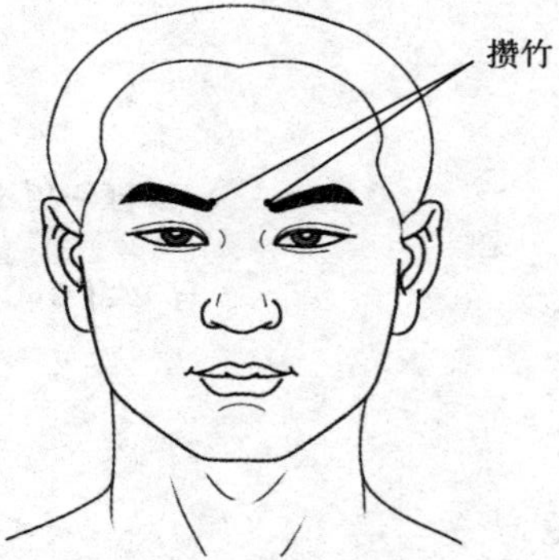

周日	周一	周二	周三	周四	周五	周六	周日	周一	周二	周三	周四	周五	周六	周日	周一	周二	周三	周四	周五	周六
			1 建军节	2 廿一	3 廿二	4 廿三	5 廿四	6 廿五	7 立秋	8 廿七	9 廿八	10 廿九	11 7月大	12 初二	13 初三	14 初四	15 初五	16 初六	17 七夕节	18 初八
19 初九	20 初十	21 十一	22 十二	23 处暑	24 十四	25 中元节	26 十六	27 十七	28 十八	29 十九	30 二十	31 廿一								

19

2018 年 8 月
星期日
农历七月初九

20

2018 年 8 月
星期一
农历七月初十

缓解偏头痛，率谷、丝竹空

方　　法：推丝竹空、率谷穴。

穴位定位：丝竹空，属手少阳三焦经腧穴，在头部，眉梢凹陷中；率谷，属足少阳胆经腧穴，在头部，耳尖直上入发际 1.5 寸。

使用说明：以拇指螺纹面或桡侧缘，或食指、中指螺纹面在丝竹空与率谷穴的连线上做单方向的直线推动，此法为直推法。也可做旋推法，即在此线上做顺时针或逆时针方向的旋转推摩。

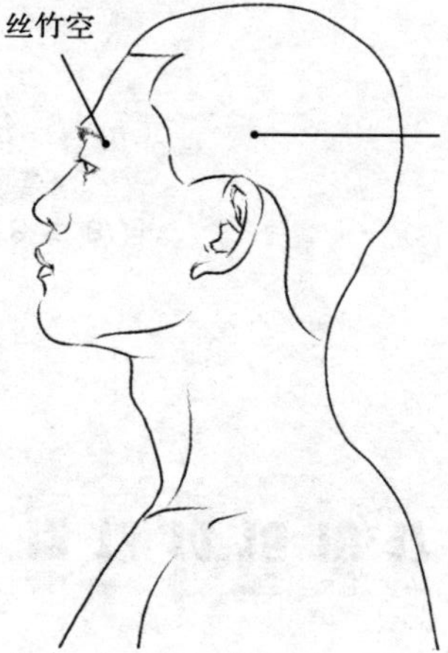

《玉龙歌》曰："偏正头风痛难医，丝竹进针亦可施，沿皮向后透率谷，一针两穴世间稀。"此处的偏正头痛主要是指偏头痛，偏头痛即颞部头痛，属少阳经循行范畴。故按摩少阳经的丝竹空、率谷穴可明显缓解疼痛。也可行针刺法，丝竹空透率谷穴，皆可舒经活血止痛。

8/AUG 2018

周日	周一	周二	周三	周四	周五	周六	周日	周一	周二	周三	周四	周五	周六	周日	周一	周二	周三	周四	周五	周六
			1 建军节	2 廿一	3 廿二	4 廿三	5 廿四	6 廿五	7 立秋	8 廿七	9 廿八	10 廿九	11 7月大	12 初二	13 初三	14 初四	15 初五	16 初六	17 七夕节	18 初八
19 初九	20 初十	21 十一	22 十二	23 处暑	24 十四	25 中元节	26 十六	27 十七	28 十八	29 十九	30 二十	31 廿一								

21

2018 年 8 月

星期二

农历七月十一

22

2018 年 8 月

星期三

农历七月十二

尺泽泻热，预防秋燥

方　　法：指揉尺泽穴。

穴位定位：尺泽穴，属手太阴肺经腧穴，在肘前侧，肘横纹上，肱二头肌腱桡侧缘凹陷中。找穴时，仰掌并微曲肘，摸到肘横纹粗大的肌腱，腱的外侧（大拇指所在的一侧）即是此穴。

使用说明：以拇指或中指指腹，置于尺泽穴处，做轻柔和缓、小幅度的环旋揉动，使该处的皮下组织一起揉动，每天按摩此穴3～5分钟，不拘于时，可预防秋燥。

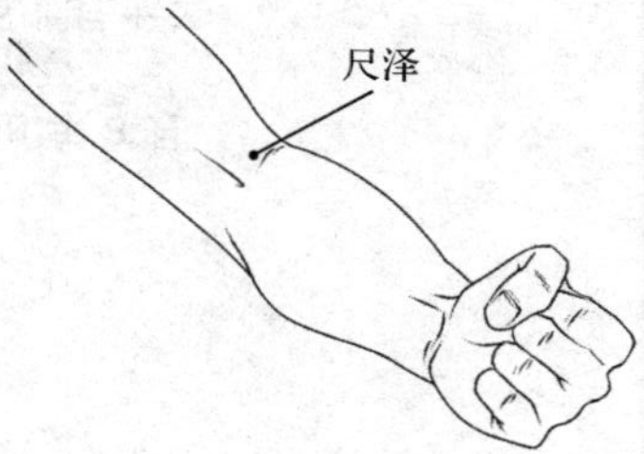

处暑，一般在8月中下旬，每到这个节气，暑气至此而止。处暑时节，秋燥也变得严重，咽干口燥的症状频发，这时可以按摩尺泽穴进行预防与治疗。程氏针灸认为尺泽治热，主治离不开一个“热”字，以实热为主，兼顾虚热，抓住肺、胃的“热”都可以治疗，处暑时节燥热扰人，可以按摩尺泽穴泄肺热。

8/AUG 2018

周日	周一	周二	周三	周四	周五	周六	周日	周一	周二	周三	周四	周五	周六	周日	周一	周二	周三	周四	周五	周六
			1	2	3	4	5	6	7	8	9	10	11	12	13	14	15	16	17	18
			建军节	廿一	廿二	廿三	廿四	廿五	立秋	廿七	廿八	廿九	7月大	初二	初三	初四	初五	初六	七夕节	初八
19	20	21	22	23	24	25	26	27	28	29	30	31								
初九	初十	十一	十二	处暑	十四	中元节	十六	十七	十八	十九	二十	廿一								

23

2018 年 8 月

星期四

农历七月十三　　处暑

24

2018 年 8 月

星期五

农历七月十四

悲伤忧愁，穴位护肺

方　　法： 掐少商穴、擦膻中穴、肺俞穴闪罐。

穴位定位： 少商穴，属手太阴肺经俞穴，位于手指，拇指末端桡侧，指甲根角侧上方0.1寸；膻中，为气之会穴，在前正中线上，两乳头连线的中点；肺俞穴，为肺之背俞穴，位于第3胸椎棘下凹陷中旁开1.5寸。

使用说明：

1. 掐少商穴，以拇指指端掐少商穴1～2分钟。

2. 擦膻中穴，双手合十置于膻中穴，上下快速擦动，2～3分钟。

3. 肺俞穴闪罐，用镊子夹1～3个95%的乙醇棉球，点燃后在罐内绕1～3圈再抽出，并迅速将罐子扣在穴位区域内，然后立即取下，再迅速拔住，反复多次地拔上起下，至皮肤潮红为度。可在专业医师指导下进行。

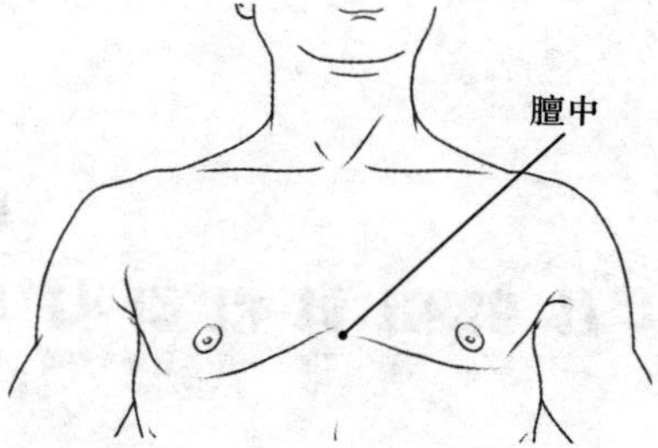

中医认为，肺与秋应，肺在志为忧，悲伤忧愁过度伤肺。秋季养生要从培养乐观情绪，保持神志安宁开始。

8 AUG 2018

周日	周一	周二	周三	周四	周五	周六	周日	周一	周二	周三	周四	周五	周六	周日	周一	周二	周三	周四	周五	周六
			1 建军节	2 廿一	3 廿二	4 廿三	5 廿四	6 廿五	7 立秋	8 廿七	9 廿八	10 廿九	11 7月大	12 初二	13 初三	14 初四	15 初五	16 初六	17 七夕节	18 初八
19 初九	20 初十	21 十一	22 十二	23 处暑	24 十四	25 中元节	26 十六	27 十七	28 十八	29 十九	30 二十	31 廿一								

25

2018 年 8 月

星期六

农历七月十五　　中元节

26

2018 年 8 月

星期日

农历七月十六

治疗麻疹，神阙、肩髃

方　　法：神阙、肩髃穴拔罐。

穴位定位：神阙穴，见40页；肩髃穴，属手阳明经俞穴，位于肩峰端下缘，当尖峰与肱骨大结节之间，三角肌上部中央。臂外展或平举时，肩部出现两个凹陷，当肩峰前下方凹陷处。

使用说明：利用燃火或抽气等方法排出罐内空气，造成负压，使之吸附于神阙和肩髃穴，使皮肤充血、瘀血。留罐10分钟左右，注意留罐时间不宜过长，以防止起疱。起罐时一手夹住火罐，另一手拇指或食指从罐口旁边按压一下，使气体进入罐内，即可将罐取下。

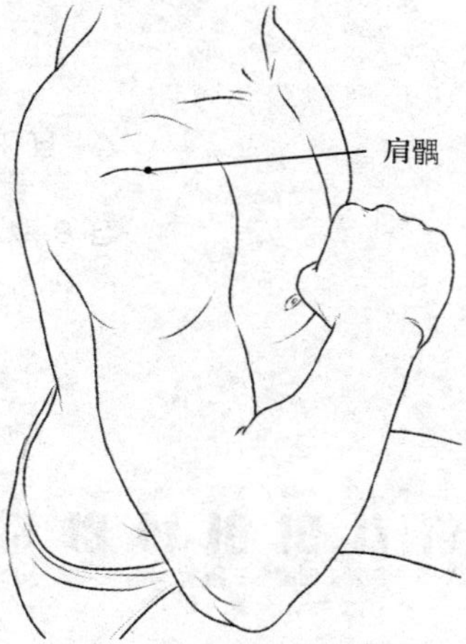

荨麻疹症状为急性突然发病，先有皮肤瘙痒，随即出现风团，呈淡红色，中央苍白，风团大小不一，皮损可随瘙痒而增多，融合成大片。发作时间不定，一日可多次反复发作。发病部位不定，可泛发全身，也可局限于某一部位。

8/AUG 2018

周日	周一	周二	周三	周四	周五	周六	周日	周一	周二	周三	周四	周五	周六	周日	周一	周二	周三	周四	周五	周六
			1 建军节	2 廿一	3 廿二	4 廿三	5 廿四	6 廿五	7 立秋	8 廿七	9 廿八	10 廿九	11 7月大	12 初二	13 初三	14 初四	15 初五	16 初六	17 七夕节	18 初八
19 初九	20 初十	21 十一	22 十二	23 处暑	24 十四	25 中元节	26 十六	27 十七	28 十八	29 十九	30 二十	31 廿一								

27

2018 年 8 月

星期一

农历七月十七

28

2018 年 8 月

星期二

农历七月十八

落枕按摩，风池、肩井

方　　法：拿捏风池、肩井，点按落枕穴。

穴位定位：风池穴，位于胸锁乳突肌与斜方肌上端之间的凹陷中，平风府穴；肩井穴，位于肩上，大椎穴与肩峰连线的中点；落枕穴，在手背侧，第 2、3 掌骨间，掌指关节后约 0.5 寸处。

使用说明：

1. 将左手或右手中、食、无名指并拢，在肩颈部疼痛处寻找压痛点，由轻到重按揉 5 分钟左右。可左右手交替进行。

2. 用拇指和食指拿捏左右风池穴、肩井穴各 1 ~ 2 分钟。

3. 以拇指或食指点按落枕穴 3 ~ 5 分钟，待有酸胀感觉时再持续 2 ~ 3 分钟。

处暑过后，早晚温差开始变大，这时夜晚若不注意颈部保暖就容易落枕，应多注意颈部保暖。

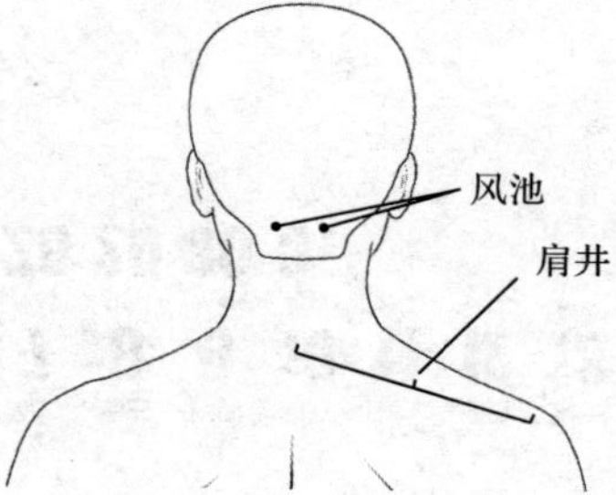

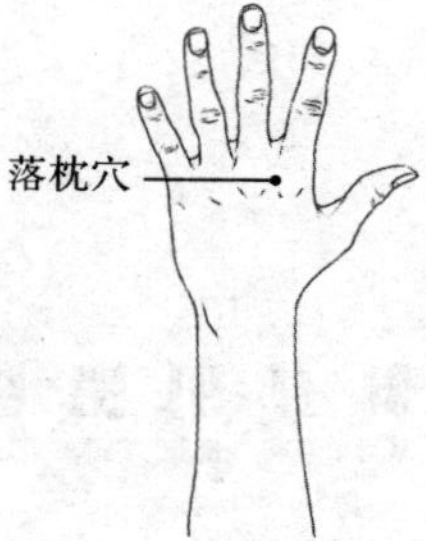

8/AUG 2018

周日	周一	周二	周三	周四	周五	周六	周日	周一	周二	周三	周四	周五	周六	周日	周一	周二	周三	周四	周五	周六
			1 建军节	2 廿一	3 廿二	4 廿三	5 廿四	6 廿五	7 立秋	8 廿七	9 廿八	10 廿九	11 7月大	12 初二	13 初三	14 初四	15 初五	16 初六	17 七夕节	18 初八
19 初九	20 初十	21 十一	22 十二	23 处暑	24 十四	25 中元节	26 十六	27 十七	28 十八	29 十九	30 二十	31 廿一								

29

2018 年 8 月

星期三

农历七月十九

30

2018 年 8 月

星期四

农历七月二十

缓解落枕，曲池、外关

方　　法：点揉曲池、外关、手三里穴。

穴位定位：曲池穴，见 184 页；外关穴，见 80 页；手三里穴，在前臂背面桡侧，当阳溪与曲池穴连线上，肘横纹下 2 寸。

使用说明：

1. 活动颈部：用手指按住患侧的肌肉，头部先做左右转动，再做抬头低头运动，最后再做颈部环转运动。当转到某个角度出现疼痛时，手指立即按揉局部，头部继续转动。

2. 拇指点揉曲池、外关穴，按揉上肢部肌肉，重点按揉手三里穴，按揉时配合颈部主动运动。

3. 抱颈：双手手指交叉，掌根抱住颈部，双掌根相对用力，捏挤颈部，并向上提起，反复 10 次，再用手掌在患部使用掌擦法操作 20 次。

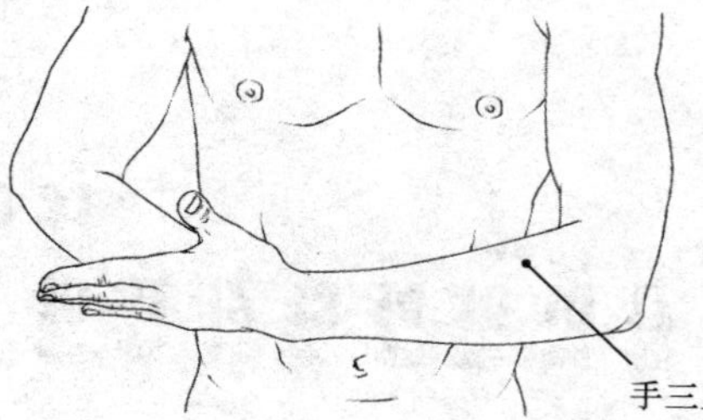

9 SEP 2018

周日	周一	周二	周三	周四	周五	周六	周日	周一	周二	周三	周四	周五	周六	周日	周一	周二	周三	周四	周五	周六
						1 廿二	2 廿三	3 廿四	4 廿五	5 廿六	6 廿七	7 廿八	8 白露	9 三十	10 教师节	11 初二	12 初三	13 初四	14 初五	15 初六
16 初七	17 初八	18 初九	19 初十	20 十一	21 十二	22 十三	23 秋分	24 中秋节	25 十六	26 十七	27 十八	28 十九	29 二十	30 廿一						

31

2018 年 8 月

星期五

农历七月廿一

1

2018 年 9 月

星期六

农历七月廿二

防治秋乏，大包、肩井

方　　法： 理大包穴，拿肩井穴。

穴位定位： 大包穴，见64页；肩井穴，位于肩上，大椎穴与肩峰连线的中点。

使用说明：

1. 理大包：将两手握拳，拳头正面顶在腋窝下大包穴上，轻轻用力在穴位及穴区附近旋转按揉，同时挺胸、向后收缩两肩，并尽量向后仰头。操作半分钟后，放松几秒钟，如此反复操作5～8次。

2. 拿肩井：被治者取坐位，施治者站其身后，双手拇指张开放于两侧肩部正中的肩井穴，其余四指并拢与拇指呈握钳状，然后相对用力，节律性提捏肩部肌肉。一般连续提捏2～3分钟，就会感到一身轻松。

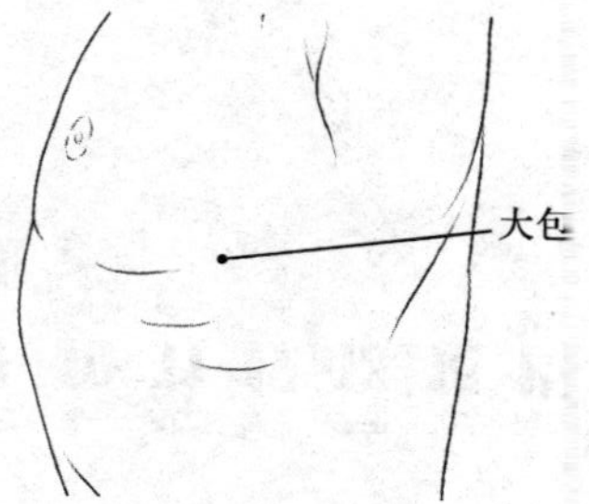

俗话说，“春困秋乏”，尤其是对放假已久又要上学的孩子们。如果你是久坐办公室或者长期伏案工作的人，可能还会因为活动量太少，肌肉疲劳时间过长，而造成肩颈部的僵硬不适。这时候穴位按摩就能帮助您在较短的时间里恢复精神，战胜秋乏。

9 SEP 2018

周日	周一	周二	周三	周四	周五	周六	周日	周一	周二	周三	周四	周五	周六	周日	周一	周二	周三	周四	周五	周六
						1 廿二	2 廿三	3 廿四	4 廿五	5 廿六	6 廿七	7 廿八	8 白露	9 三十	10 教师节	11 初二	12 初三	13 初四	14 初五	15 初六
16 初七	17 初八	18 初九	19 初十	20 十一	21 十二	22 十三	23 秋分	24 中秋节	25 十六	26 十七	27 十八	28 十九	29 二十	30 廿一						

2 2018 年 9 月

星期日

农历七月廿三

3 2018 年 9 月

星期一

农历七月廿四 抗战胜利日

小儿颈部保健按摩法之一

方　　法：捏揉桥弓、推桥弓。

穴位定位：桥弓，在颈部两侧，沿胸锁乳突肌成一线。

使用说明：

1. 捏揉桥弓：小儿取仰卧位，操作者以拇、食指的指腹自上而下捏揉胸锁乳突肌（简便取法：使小儿头转向右侧，此时可见左侧耳后至锁骨胸骨端出现一块收缩的肌肉，此肌肉即为左侧的胸锁乳突肌，同法取右侧胸锁乳突肌），左右两侧肌肉各捏揉 5 ~ 10 次。

2. 推桥弓：小儿取仰卧位，操作者以拇、食、中指的指腹自上而下直推胸锁乳突肌，左右两侧肌肉各推 5 ~ 10 次。

颈项部是人体连接头面部与躯干部的枢纽，是全身阴阳之气上下沟通的主要通道。通过对小儿颈项部肌肉的按摩，能够预防与治疗小儿斜颈。颈部血液循环的通畅能够改善小儿脑部的血液供给，有利于促进小儿的智力发育，保持头脑灵活状态。

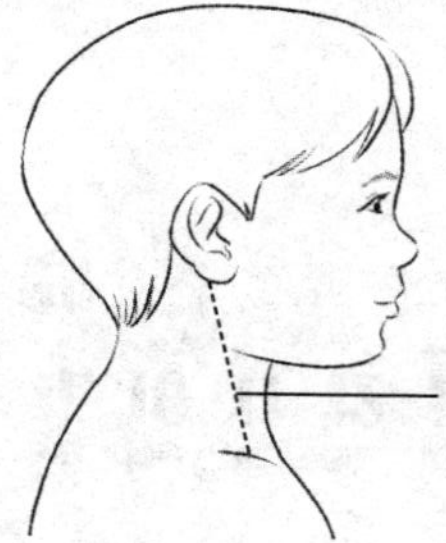

9/SEP 2018

周日	周一	周二	周三	周四	周五	周六	周日	周一	周二	周三	周四	周五	周六	周日	周一	周二	周三	周四	周五	周六
						1	2	3	4	5	6	7	8	9	10	11	12	13	14	15
						廿二	廿三	廿四	廿五	廿六	廿七	廿八	白露	三十	教师节	初二	初三	初四	初五	初六
16	17	18	19	20	21	22	23	24	25	26	27	28	29	30						
初七	初八	初九	初十	十一	十二	十三	秋分	中秋节	十六	十七	十八	十九	二十	廿一						

4
2018 年 9 月
星期二
农历七月廿五

5
2018 年 9 月
星期三
农历七月廿六

小儿颈部保健按摩法之二

方　　法：按揉天突、揉项调神、大推天柱骨。

穴位定位：天突穴，位于胸骨上窝正中，当胸骨上窝中央；风池穴，见66页；大椎穴见14页；天柱骨即颈后发际正中至大椎穴成一直线。

使用说明：

1. 按揉天突：小儿取仰卧位，操作者以中指指腹按揉天突穴左右各1～2分钟。

2. 揉项调神：小儿取坐位或俯卧位，操作者以拇指指腹自风池穴至耳后高骨进行按揉5～10次，至耳根部时稍加力度。

3. 大推天柱骨：小儿取坐位或俯卧位，操作者以拇指指腹自后发际至大椎穴、两侧风池穴至项部大椎穴水平等三条直线做自上而下的直推各5～10次。

耳后高骨的按摩可以改善睡眠质量，尤其是针对有惊风、夜啼症状的小儿，能够起到镇静安神的作用。

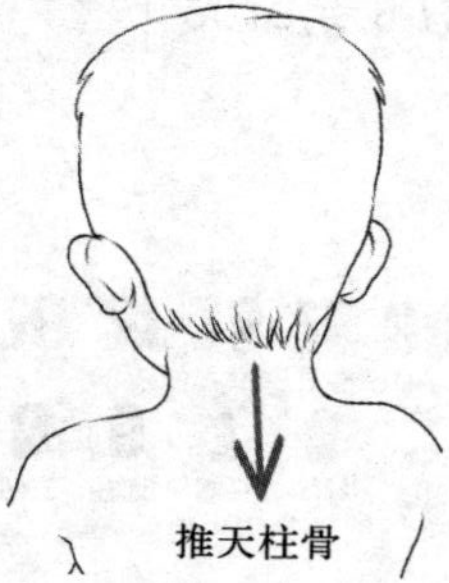

推天柱骨

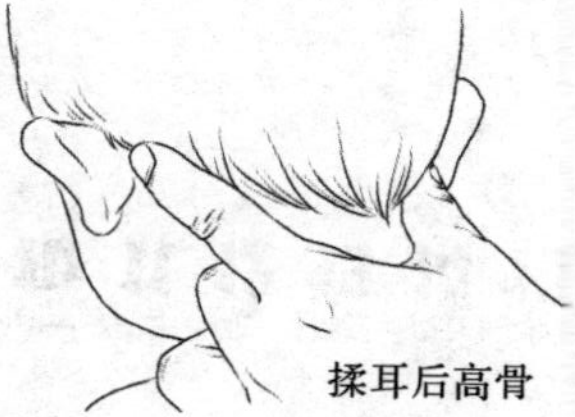

揉耳后高骨

9 SEP 2018

周日	周一	周二	周三	周四	周五	周六	周日	周一	周二	周三	周四	周五	周六	周日	周一	周二	周三	周四	周五	周六
						1	2	3	4	5	6	7	8	9	10	11	12	13	14	15
						廿二	廿三	廿四	廿五	廿六	廿七	廿八	白露	三十	教师节	初二	初三	初四	初五	初六
16	17	18	19	20	21	22	23	24	25	26	27	28	29	30						
初七	初八	初九	初十	十一	十二	十三	秋分	中秋节	十六	十七	十八	十九	二十	廿一						

6

2018 年 9 月
星期四
农历七月廿七

7

2018 年 9 月
星期五
农历七月廿八

巧补肺气，妙润肺阴

方　　法：按揉膻中、天突、中脘、气海、足三里穴。

穴位定位：膻中穴，见72页；天突穴，位于胸骨上窝正中，当胸骨上窝中央；中脘穴，见42页；气海穴，见186页；足三里穴，见4页。

使用说明：按揉上述诸穴，拇指或中指螺纹面吸附于穴位上，带动皮下，做顺时针或逆时针环旋，同时缓缓用力下按，使局部产生酸胀感为宜。

程氏针灸特别研发了一套穴位保健和饮食保健体系。防范“秋老虎”，养生保健应从固护“肺卫”和温补“脾肾”着手。中医认为，秋季容易伤肺，而五行中肺属金，土生金，脾胃属土，所以要解决肺部的问题就要先强壮脾胃。补肺气润肺阴的主要穴位有膻中、天突、中脘、足三里和气海。总之，秋季穴位养生既要照顾好脾肾，又要保养好肺部。

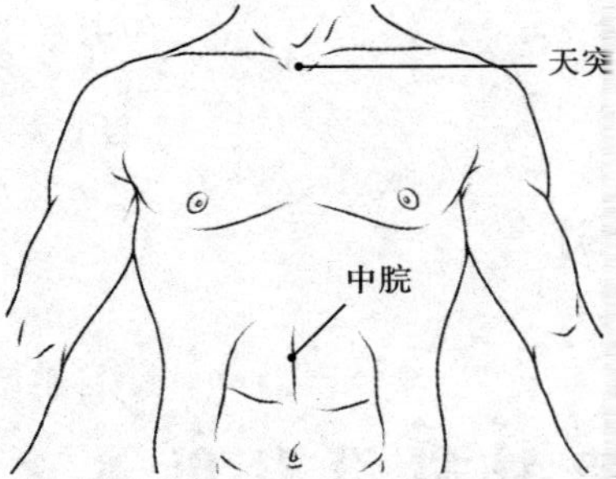

9 SEP 2018

周日	周一	周二	周三	周四	周五	周六	周日	周一	周二	周三	周四	周五	周六	周日	周一	周二	周三	周四	周五	周六
						1	2	3	4	5	6	7	8	9	10	11	12	13	14	15
						廿二	廿三	廿四	廿五	廿六	廿七	廿八	白露	三十	教师节	初二	初三	初四	初五	初六
16	17	18	19	20	21	22	23	24	25	26	27	28	29	30						
初七	初八	初九	初十	十一	十二	十三	秋分	中秋节	十六	十七	十八	十九	二十	廿一						

8

2018 年 9 月

星期六

农历七月廿九　　白露

9

2018 年 9 月

星期日

农历七月三十

慢性咽炎，针刺少商

方　　法：少商穴放血。

穴位定位：少商穴，拇指桡侧，大拇指的指甲角旁开0.1寸。

使用说明：咽喉肿痛的时候，可在少商穴消毒后用三棱针点刺，挤出几滴血便可缓解。治疗时一般要刺双侧的少商穴，刺的同时做吞咽的动作。刺完一侧少商穴后，同侧的咽喉处就会立刻有轻松感和润泽感，再刺另外一侧，整个咽喉也都会轻松了。

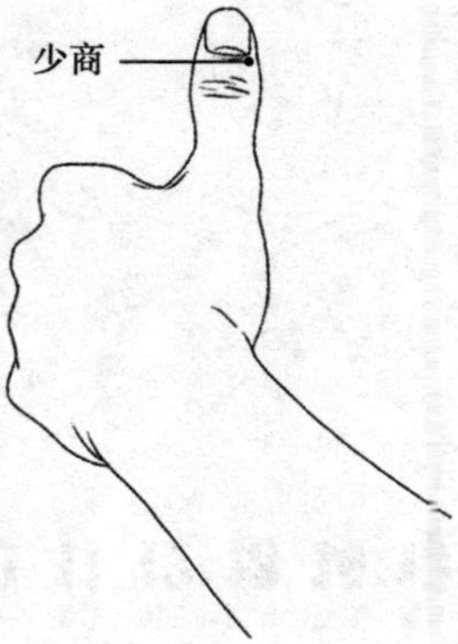

慢性咽炎是许多教师的职业病。每当咽痒咽痛时，可以选择在少商穴刺血，效果立竿见影。少商穴是肺经的井穴，肺经主治咳嗽、气喘、胸部胀满、咯血、咽喉肿痛、伤风与经脉所过部位的疼痛诸症。肺向下络大肠，故本经穴位还可以治疗大肠的疾患。

9 SEP 2018

周日	周一	周二	周三	周四	周五	周六	周日	周一	周二	周三	周四	周五	周六	周日	周一	周二	周三	周四	周五	周六
						1 廿二	2 廿三	3 廿四	4 廿五	5 廿六	6 廿七	7 廿八	8 白露	9 三十	10 教师节	11 初二	12 初三	13 初四	14 初五	15 初六
16 初七	17 初八	18 初九	19 初十	20 十一	21 十二	22 十三	23 秋分	24 中秋节	25 十六	26 十七	27 十八	28 十九	29 二十	30 廿一						

10

2018 年 9 月

星期一

农历八月初一　　教师节

11

2018 年 9 月

星期二

农历八月初二

短信手，揉一揉

方　　法： 按揉鱼际、列缺、合谷、阳溪穴。

穴位定位： 列缺穴，位于桡骨茎突上方，腕横纹上1.5寸，当肱桡肌与拇长展肌腱之间。简便取穴法：双手交叉互握，一手食指尖到达的腕背侧高骨后凹陷中；鱼际穴，见142页；阳溪穴，位于手腕拇指侧，两根肌腱之间的凹陷中；合谷穴，见10页。

使用说明： “短信手”其实是指长期用大拇指操作手机的人，容易发生手指与腕部的疼痛、麻木等症状，严重者可发展为腕部综合征、拇指腱鞘炎等疾病。患指屈伸功能障碍，清晨醒来时特别明显，活动后能减轻或者消失。疼痛有时向腕部蔓延。掌指关节屈曲可有压痛，有时可触到增厚的腱鞘、状如豌豆大小的结节。当弯曲患指时，突然停留在半弯曲位，手指既不能伸直，又不能屈曲，像被突然“卡”住一样，酸痛难忍。严重影响正常的学习、工作、生活。

如果使用手机时间过长，按揉上述穴位可以帮助缓解双手的酸痛麻木，每穴按揉至产生酸麻感为宜。

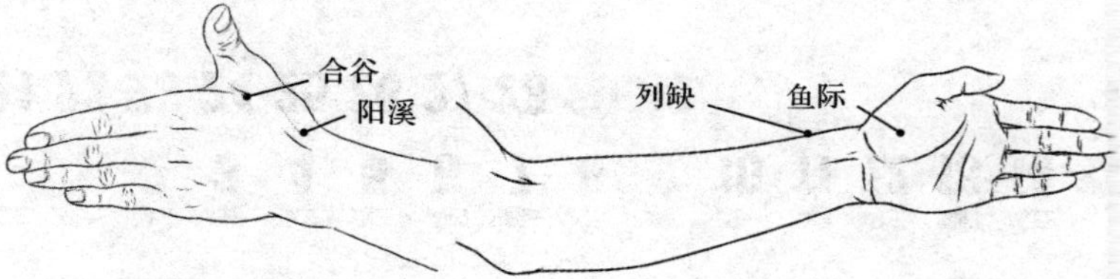

9 SEP 2018

周日	周一	周二	周三	周四	周五	周六	周日	周一	周二	周三	周四	周五	周六	周日	周一	周二	周三	周四	周五	周六
						1	2	3	4	5	6	7	8	9	10	11	12	13	14	15
						廿二	廿三	廿四	廿五	廿六	廿七	廿八	白露	三十	教师节	初二	初三	初四	初五	初六
16	17	18	19	20	21	22	23	24	25	26	27	28	29	30						
初七	初八	初九	初十	十一	十二	十三	秋分	中秋节	十六	十七	十八	十九	二十	廿一						

12

2018 年 9 月
星期三
农历八月初三

13

2018 年 9 月
星期四
农历八月初四

“脚气”红肿，重掐太白

方　　法：掐太白穴。

穴位定位：太白穴，在足内侧，第1跖趾关节近端赤白肉际凹陷中。

使用说明：掐太白穴，手握空拳，拇指伸直，紧贴在食指中节桡侧缘，以拇指指甲着力，置于太白穴位上，逐渐用力进行掐按，用力应垂直于穴位。可持续用力，也可间歇性用力以增强刺激。

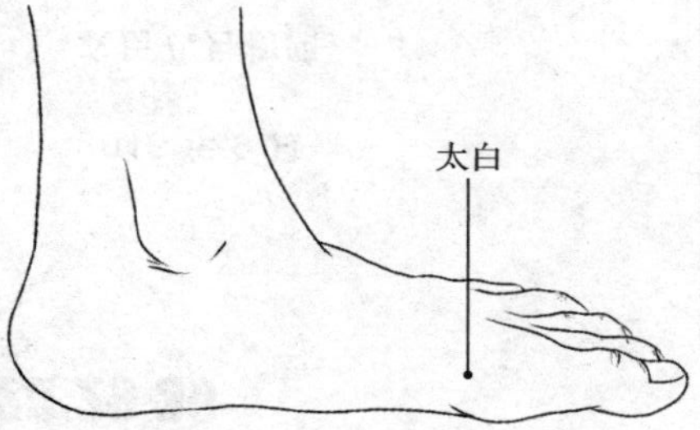

这里的“脚气”可不是“香港脚”，而是指下肢萎软无力。脾主运化，又主肌肉四肢，实与代谢相关，故太白穴所主关节疼痛，多有“重”“肿”之象，应为现代医学痛风、糖尿病、类风湿等引起的关节疼痛。而此类由于机体代谢紊乱引起的关节疼痛，恰以局部红肿为特征，又多先发于手足关节，以足大趾处的第1跖趾关节更为常见，正应太白穴健脾助运、利水消肿之性，也与古人总结的五腧穴穴性规律中“输主体重节痛”相合。

9 SEP 2018

周日	周一	周二	周三	周四	周五	周六	周日	周一	周二	周三	周四	周五	周六	周日	周一	周二	周三	周四	周五	周六
						1 廿二	2 廿三	3 廿四	4 廿五	5 廿六	6 廿七	7 廿八	8 白露	9 三十	10 教师节	11 初二	12 初三	13 初四	14 初五	15 初六
16 初七	17 初八	18 初九	19 初十	20 十一	21 十二	22 十三	23 秋分	24 中秋节	25 十六	26 十七	27 十八	28 十九	29 二十	30 廿一						

14

2018 年 9 月
星期五
农历八月初五

15

2018 年 9 月
星期六
农历八月初六　　世界淋巴瘤日

治内环境，运化丰隆

方　　法：点丰隆穴。

穴位定位：丰隆穴，属足阳明胃经腧穴，在小腿前外侧，外踝尖上8寸，胫骨前肌的外缘。

使用说明：先用拇指用力点按丰隆约半分钟，使局部出现明显酸胀感，然后稍放松，改点为揉，揉约1分钟，重复点揉8～10次，有空时即可点揉，不拘时间。

在提倡爱护环境的同时，也不能忽略自身的内在环境状况。在人体的新陈代谢过程中，那些代谢不掉的物质累积在身体里就是痰湿，痰湿有多种的表现形式——无形之痰、有形之痰，脂肪瘤，瘿瘤，高血脂，弥散的湿气还会阻遏阳气，产生头晕乏力的感觉。当身体里累积痰湿时，身体就像一所潮湿的，地下长满苔藓、墙上挂满蜘蛛网的荒屋，所以我们要及时对它进行大扫除。丰隆穴，可调和胃气，化痰湿，是治疗痰湿阻滞的要穴。

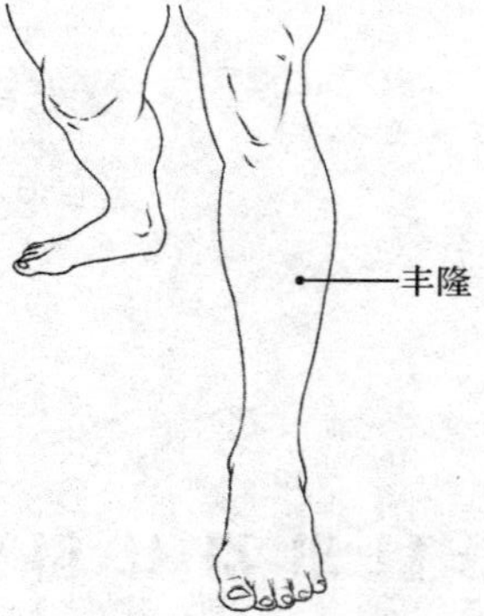

9 SEP 2018

周日	周一	周二	周三	周四	周五	周六	周日	周一	周二	周三	周四	周五	周六	周日	周一	周二	周三	周四	周五	周六
						1	2	3	4	5	6	7	8	9	10	11	12	13	14	15
						廿二	廿三	廿四	廿五	廿六	廿七	廿八	白露	三十	教师节	初二	初三	初四	初五	初六
16	17	18	19	20	21	22	23	24	25	26	27	28	29	30						
初七	初八	初九	初十	十一	十二	十三	秋分	中秋节	十六	十七	十八	十九	二十	廿一						

16
2018 年 9 月
星期日
农历八月初七　　世界清洁日

17
2018 年 9 月
星期一
农历八月初八

腰腿疼痛，承山、委中

方　　法：拿委中、承山穴。

穴位定位：委中穴，属足太阳膀胱经俞穴，在腘窝正中央，腘横纹中点，股二头肌腱与半腱肌腱的中间；承山穴，属足太阳膀胱经俞穴，在委中穴直下8寸，即当腓肠肌交界之尖端，“人”字形凹陷处。

使用说明：以食、中指指端着力，稍用力拿按两穴位处的筋腱。

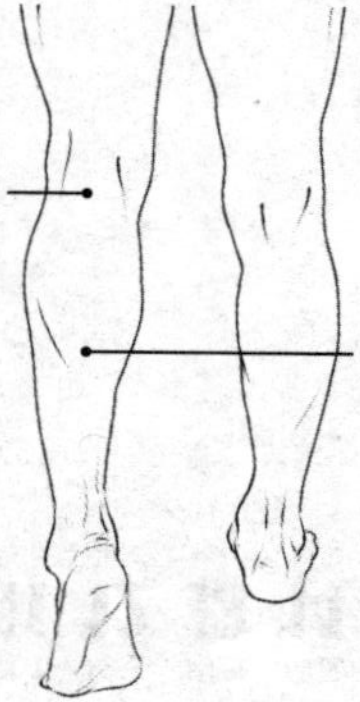

拿承山穴常与拿委中穴相配合，有通经络、止抽搐的作用，以治疗腰痛、下肢痿软、惊风抽搐等病症。承山穴“治腰背痛，脚腨重，战栗不能立，脚气，膝下肿，霍乱转筋，大便难，久痔肿痛”（《铜人腧穴针灸图经》）“痔，胫不仁”（《医心方》），其治肛周疾病多有特效，以上均提示本穴穴性应腰骶；委中穴居腘窝正中，膝关节为人体最大的负重关节，下肢背侧、外侧主要肌肉之肌腱均位于腘窝附近，故可通经络，缓解下肢拘挛疼痛。当腰骶功能改变或受限时，此处易瘀滞不畅致静脉怒张，亦易出现滑囊炎症、骨质增生，故委中多现筋结瘀血，宜刺血泄之、通之、解之，所以有“腰背委中求”的说法。

周日	周一	周二	周三	周四	周五	周六	周日	周一	周二	周三	周四	周五	周六	周日	周一	周二	周三	周四	周五	周六
						1 廿二	2 廿三	3 廿四	4 廿五	5 廿六	6 廿七	7 廿八	8 白露	9 三十	10 教师节	11 初二	12 初三	13 初四	14 初五	15 初六
16 初七	17 初八	18 初九	19 初十	20 十一	21 十二	22 十三	23 秋分	24 中秋节	25 十六	26 十七	27 十八	28 十九	29 二十	30 廿一						

18

2018 年 9 月
星期二
农历八月初九

19

2018 年 9 月
星期三
农历八月初十

齿痛不痛，合谷、颊车

方　　法：按揉合谷、下关、颊车穴。

穴位定位：合谷穴，见 10 页；颊车穴，位于下颌角前上方一横指，用力咀嚼时，咬肌隆起处；下关穴，在面部，颧弓下缘中央与下颌切迹之间凹陷中，张口取穴。

使用说明：

1. 揉颊车：以中指指腹按于咬肌隆起处，带动皮下组织，做顺时针或逆时针环旋运动，产生酸胀感为宜，使酸胀感传至牙根部。

2. 按合谷：拇指指腹置于合谷穴，向第 2 掌骨骨膜缓缓用力，以出现酸胀感为度。

3. 掐下关：拇指尖颧弓与下颌之间，用力按压数次，以出现酸胀感为度。

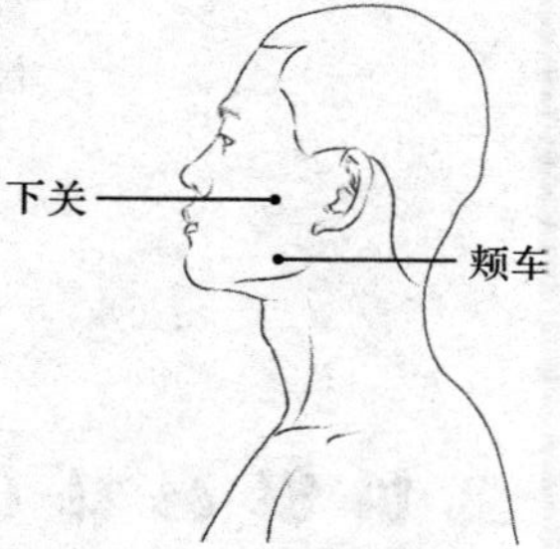

牙疼与手阳明经、足阳明经和肾经密切相关。手足阳明经分布入上、下齿中。肠胃积热，火邪循经上炎可发为牙疼。肾主骨，齿为骨之余，肾阴不足，虚火上炎亦可引起牙痛。临床将牙痛分为三型——风火牙痛、胃火牙痛、肾虚牙痛，均可选取上述穴位，以缓解疼痛。

9 SEP 2018

周日	周一	周二	周三	周四	周五	周六	周日	周一	周二	周三	周四	周五	周六	周日	周一	周二	周三	周四	周五	周六
						1	2	3	4	5	6	7	8	9	10	11	12	13	14	15
						廿二	廿三	廿四	廿五	廿六	廿七	廿八	白露	三十	教师节	初二	初三	初四	初五	初六
16	17	18	19	20	21	22	23	24	25	26	27	28	29	30						
初七	初八	初九	初十	十一	十二	十三	秋分	中秋节	十六	十七	十八	十九	二十	廿一						

20

2018 年 9 月

星期四

农历八月十一　　全国爱牙日

21

2018 年 9 月

星期五

农历八月十二　　国际失智症日

养阴补肺，太渊、列缺

方　　法：灸太渊、列缺穴。

穴位定位：太渊穴，见 26 页；列缺穴，在前臂桡侧缘，桡骨茎突上方，腕横纹上 1.5 寸处，当肱桡肌与拇长展肌腱之间。

使用说明：点燃艾条的一端，对准穴位，距离皮肤 2 ~ 3 厘米，进行熏烤，使局部有温热感而无灼痛感为宜，每穴灸 5 ~ 10 分钟，至皮肤出现红晕为度。

秋分这个名字的意思有两种：一是指日夜时间均等，并由日长夜短逐步日短夜长。二是指气候由热转凉。秋分日居秋季 90 天之中，平分了秋季。秋燥最易伤阴，穴位养生方面，可以选取滋阴的穴位进行按揉或艾灸。程氏针灸认为，太渊养阴补肺，功似沙参；列缺宣肺止咳，功似桔梗、杏仁。太渊具有温通、补虚之性。五俞穴补母泻子法中，针对肺金虚证，亦补输土穴太渊（土生金，虚则补其母穴）。《针方六集》记载，列缺治“嗽喘，头重如石，牙疼，偏正头风”，此外，擦揉此穴，口腔内津液即刻分泌增加，可缓解咽干、咽痒、咽痛的症状。

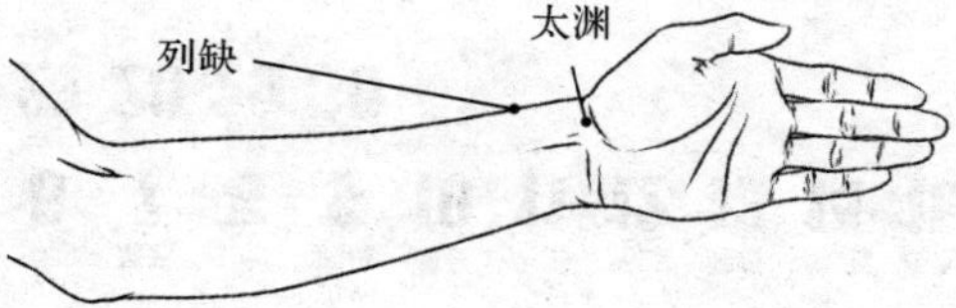

9 SEP 2018

周日	周一	周二	周三	周四	周五	周六	周日	周一	周二	周三	周四	周五	周六	周日	周一	周二	周三	周四	周五	周六
						1 廿二	2 廿三	3 廿四	4 廿五	5 廿六	6 廿七	7 廿八	8 白露	9 三十	10 教师节	11 初二	12 初三	13 初四	14 初五	15 初六
16 初七	17 初八	18 初九	19 初十	20 十一	21 十二	22 十三	23 秋分	24 中秋节	25 十六	26 十七	27 十八	28 十九	29 二十	30 廿一						

22

2018 年 9 月

星期六

农历八月十三

23

2018 年 9 月

星期日

农历八月十四　　秋分

大便滑泄，小便淋沥

方　　法： 按揉漏谷穴。

穴位定位： 漏谷穴，在小腿内侧，内踝尖上6寸，胫骨内侧缘后际。

使用说明： 以拇指或中指螺纹面按于漏谷穴，逆时针环旋揉动，同时向下缓缓用力，以产生酸胀感或放散感为宜。

漏谷穴属足太阴脾经俞穴，足太阴脾经小腿部穴位均应脾土之性，脾主运化水谷，亦主运化水湿。《针灸穴名释义》中有：“漏，是渗泄和穴洞的意思；谷，肉之大会为谷，凹陷为谷。水湿与水谷漏出不止诸病，用之为有效也。小便淋沥不止，可取之漏谷；大便滑泄不禁，又如漏谷。功能渗湿止淋，固肠止利，因其功用而得名。”

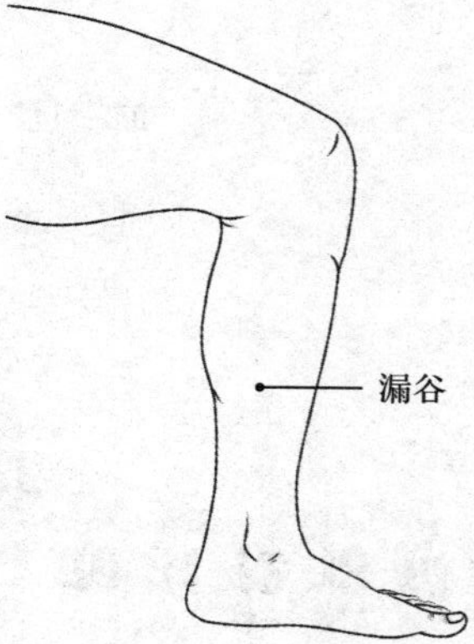

9 SEP 2018

周日	周一	周二	周三	周四	周五	周六	周日	周一	周二	周三	周四	周五	周六	周日	周一	周二	周三	周四	周五	周六
						1 廿二	2 廿三	3 廿四	4 廿五	5 廿六	6 廿七	7 廿八	8 白露	9 三十	10 教师节	11 初二	12 初三	13 初四	14 初五	15 初六
16 初七	17 初八	18 初九	19 初十	20 十一	21 十二	22 十三	23 秋分	24 中秋节	25 十六	26 十七	27 十八	28 十九	29 二十	30 廿一						

24

2018 年 9 月

星期一

农历八月十五　　中秋节

25

2018 年 9 月

星期二

农历八月十六

自我按摩，调理肝气

方　　法：按揉腰部，捻按前额，开四关。

穴位定位：太阳穴，见 224 页；合谷穴，见 10 页；太冲穴，见 32 页。

使用说明：

1. 揉按腰部：患者俯卧在床上，施治者站在患者身侧，用双手按摩患者的腰背部，从上到下。注意用力要均匀，动作有节律性，做 60 次。每天做 2 ~ 3 次，按摩时手法由轻到重，均匀加力。

2. 捻按前额：患者坐位，施治者用拇指与其余四指相对。从前额正中央开始，紧贴皮肤，分别向两侧捻至太阳穴（在眉梢与外眼角连线中点向后 1 寸），反复操作约 5 分钟。

3. 开四关的方法详见 32 页。

中医认为，人的易怒、抑郁的情绪，主要是由于肝的气机运动失常引起的。可以通过自我按摩，调节肝的气机运动状态，调畅气血，使肝的功能恢复正常，人的情绪也就可以恢复正常了。

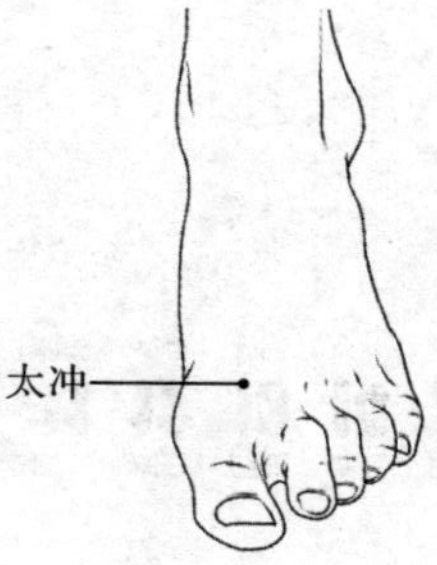

9 SEP 2018

周日	周一	周二	周三	周四	周五	周六	周日	周一	周二	周三	周四	周五	周六	周日	周一	周二	周三	周四	周五	周六
						1	2	3	4	5	6	7	8	9	10	11	12	13	14	15
						廿二	廿三	廿四	廿五	廿六	廿七	廿八	白露	三十	教师节	初二	初三	初四	初五	初六
16	17	18	19	20	21	22	23	24	25	26	27	28	29	30						
初七	初八	初九	初十	十一	十二	十三	秋分	中秋节	十六	十七	十八	十九	二十	廿一						

26

2018 年 9 月

星期三

农历八月十七

27

2018 年 9 月

星期四

农历八月十八

疏筋壮筋，按阳陵泉

方　　法：按揉阳陵泉穴。

穴位定位：阳陵泉，属足少阳胆经腧穴，为八脉交会穴之筋会，在小腿外侧，腓骨小头下方凹陷中。

使用说明：屈膝，用拇指指端按揉。疼痛剧烈时，可涂抹红花油为介质点按。

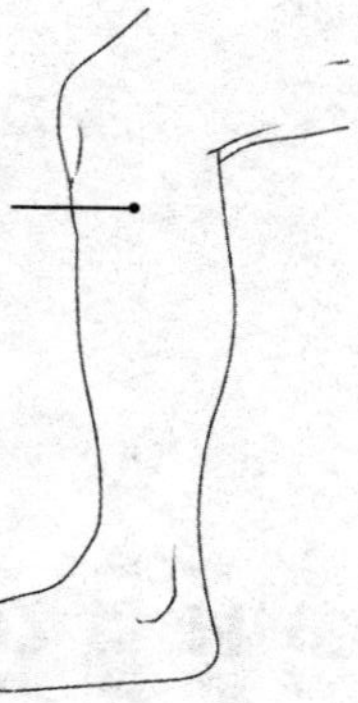

中医认为，“肝藏血”“肝主筋”，筋最需血滋养，与肝关系密切。人的行动以气血为基础，还须筋肉、骨骼的收缩运动才能完成。长时间的行走，就会使筋肉终始处于一种紧张状态，使筋受到伤害，长期下去会引起筋痿。由于筋与肝的关系，所以人的疲劳与肝关系密切，故久行也可伤肝。正午时分是一日中阳气最盛的时候，人体自身的阳气也达到相对旺盛的状态，此时在阳光下散步，利于阳气升发，不仅可使全身关节筋骨得到肝血滋养，还可增强机体新陈代谢，提高免疫力。出现筋骨不适的症状，可经常按揉人体肝胆经脉。阳陵泉为筋会，具有舒筋和壮筋的作用，常按揉该穴对于筋骨疼痛不适，尤其是下肢筋病，较为有效。

9 SEP 2018

周日	周一	周二	周三	周四	周五	周六	周日	周一	周二	周三	周四	周五	周六	周日	周一	周二	周三	周四	周五	周六
						1 廿二	2 廿三	3 廿四	4 廿五	5 廿六	6 廿七	7 廿八	8 白露	9 三十	10 教师节	11 初二	12 初三	13 初四	14 初五	15 初六
16 初七	17 初八	18 初九	19 初十	20 十一	21 十二	22 十三	23 秋分	24 中秋节	25 十六	26 十七	27 十八	28 十九	29 二十	30 廿一						

28

2018 年 9 月
星期五
农历八月十九

29

2018 年 9 月
星期六
农历八月二十

敛阴止汗，阴郄掐按

方　　法：点按阴郄穴。

穴位定位：阴郄穴在前臂前内侧，腕掌侧远端横纹上 0.5 寸，尺侧腕屈肌腱的桡侧缘。

使用说明：将拇指指甲缘嵌于尺侧腕屈肌腱的桡侧，向下掐按，以产生酸胀感为宜，掐按 10 秒，放松揉 10 秒，交替进行。

阴郄为手少阴郄穴，阴经之郄治血证，《黄帝内经明堂》中记载：阴郄穴“主凄凄寒，咳吐血，气惊心痛”。另，汗为心之液，《标幽赋》中有：“泻阴郄止资汗，治小儿骨蒸”，《循经考穴编》亦记载阴郄治“骨蒸盗汗”。可见阴郄有敛阴之效，擅长止汗，多用于心阴不足、虚热内扰、心神不安，同时伴见潮热、盗汗者。潮热，就是像潮水一样，发热有时。盗汗，典型表现为睡时汗出，醒时汗止。此外，阴郄穴还可治疗心痛，悲恐情志，暴喑不能言，臂肘筋挛。

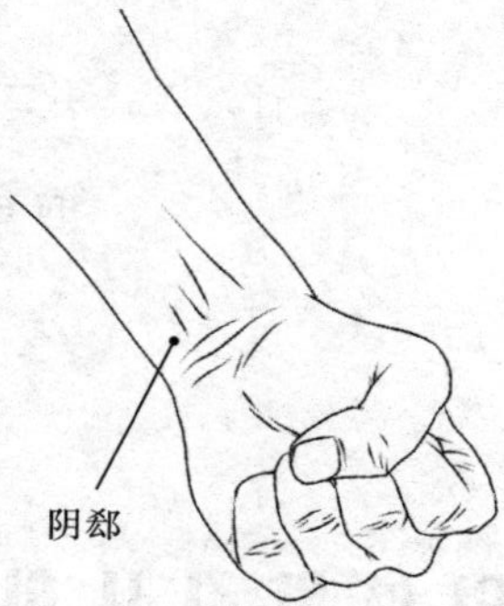

10 OCT 2018

周日	周一	周二	周三	周四	周五	周六	周日	周一	周二	周三	周四	周五	周六	周日	周一	周二	周三	周四	周五	周六
	1 国庆节	2 廿三	3 廿四	4 廿五	5 廿六	6 廿七	7 廿八	8 寒露	9 9月大	10 初二	11 初三	12 初四	13 初五	14 初六	15 初七	16 初八	17 重阳节	18 初十	19 十一	20 十二
21 十三	22 十四	23 霜降	24 十六	25 十七	26 十八	27 十九	28 二十	29 廿一	30 廿二	31 廿三										

30

2018 年 9 月

星期日

农历八月廿一　　世界心脏日

1

2018 年 10 月

星期一

农历八月廿二　　国庆节

小便不利，委阳、委中

方　　法： 点按委中、委阳穴。

穴位定位： 委阳穴，在膝后外侧，腘横纹上，股二头肌腱的内侧缘；委中穴，在膝后侧，腘横纹中点，当股二头肌腱与半腱肌肌腱的中间。

使用说明： 用拇指尖端分别点按两穴各 1 分钟，左右腿交替 5 ~ 8 次。

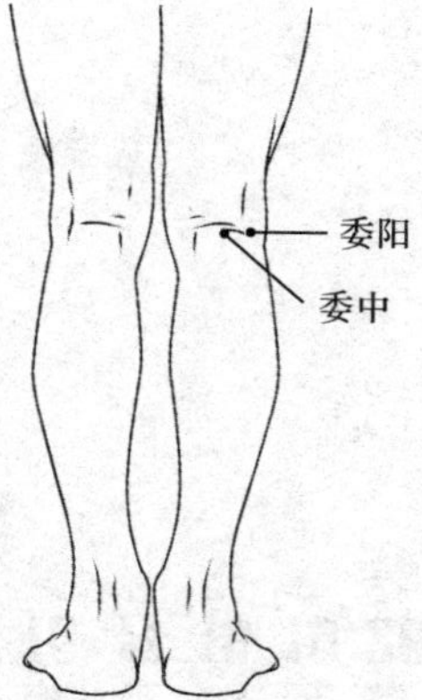

小便不利，指小便量减少、排尿困难或小便完全闭塞不通。委阳穴富含水湿，为三焦经下合穴，“三焦者，决渎之官，水道出焉”，是水液升降出入的运行道路。委中穴为膀胱经膝下部各穴上行的水湿之气，为吸热后的上行之气，在本穴为聚集之状，“膀胱者，州都之官，津液藏焉”，以贮尿和排尿。膀胱和三焦这两个脏腑都与人体水液代谢密切相关，按摩腑气所通的下合穴，可促使小便通畅。

10 OCT 2018

周日	周一	周二	周三	周四	周五	周六	周日	周一	周二	周三	周四	周五	周六	周日	周一	周二	周三	周四	周五	周六
	1 国庆节	**2** 廿三	**3** 廿四	**4** 廿五	**5** 廿六	**6** 廿七	**7** 廿八	**8** 寒露	**9** 9月大	**10** 初二	**11** 初三	**12** 初四	**13** 初五	**14** 初六	**15** 初七	**16** 初八	**17** 重阳节	**18** 初十	**19** 十一	**20** 十二
21 十三	**22** 十四	**23** 霜降	**24** 十六	**25** 十七	**26** 十八	**27** 十九	**28** 二十	**29** 廿一	**30** 廿二	**31** 廿三										

2

2018 年 10 月

星期二

农历八月廿三

3

2018 年 10 月

星期三

农历八月廿四

振奋心阳，血压上扬

方　　法：艾灸内关、心俞穴。

穴位定位：内关穴，见 80 页；心俞穴，为足太阳膀胱经腧穴，心之背俞穴，在第 5 胸椎棘突下旁开 1.5 寸（横平肩胛骨下角为第 7 胸椎，再向上两个椎体为第 5 胸椎）。

使用说明：点燃艾条的一端，对准穴位，距离皮肤 2 ~ 3 厘米，进行熏烤，使局部有温热感而无灼痛感为宜，每穴灸 5 ~ 10 分钟，至皮肤出现红晕为度，或感觉温热感在减弱。

国庆出游不要放松警惕，尤其是本身血压不稳定的老年朋友，游玩之余也要监控好血压。低血压是指由于血压降低引起的一系列症状，如头晕和晕厥等。降低的标准并不统一，一般认为成年人动脉血压低于 12/8 kPa（90/60 mmHg）即为低血压，并伴有头晕、头痛、疲劳、面色苍白、食欲不振、四肢怕冷、心悸甚至晕厥的症状。中医认为，低血压属心阳不振、气血不足，可用艾灸内关和心俞的方法，以振奋心阳。内关、心俞两穴调节血压，均具有双向良性调节作用，低血压适合艾灸，高血压适合点揉，不用担心过度升压或降压，绿色安全又智能调节。

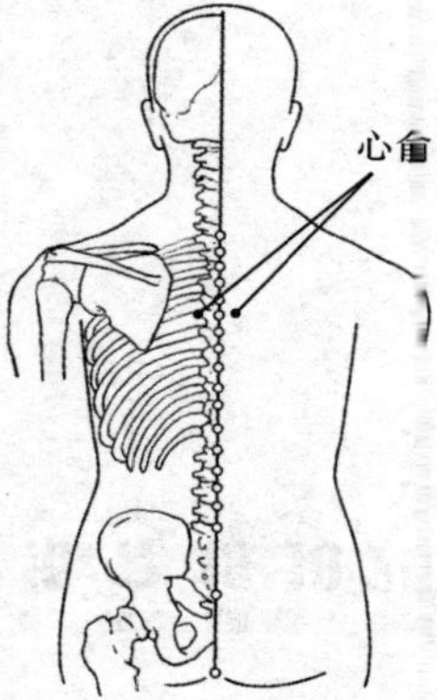

10 OCT 2018

周日	周一	周二	周三	周四	周五	周六	周日	周一	周二	周三	周四	周五	周六	周日	周一	周二	周三	周四	周五	周六
	1 国庆节	2 廿三	3 廿四	4 廿五	5 廿六	6 廿七	7 廿八	8 寒露	9 9月大	10 初二	11 初三	12 初四	13 初五	14 初六	15 初七	16 初八	17 重阳节	18 初十	19 十一	20 十二
21 十三	22 十四	23 霜降	24 十六	25 十七	26 十八	27 十九	28 二十	29 廿一	30 廿二	31 廿三										

4

2018 年 10 月

星期四

农历八月廿五

5

2018 年 10 月

星期五

农历八月廿六

治足跟痛，需补肾经

方　　法： 掐太溪穴，点涌泉穴。

穴位定位： 太溪穴，见 50 页；涌泉穴，见 74 页。

使用说明：

1. 掐太溪：拇指指尖立起，用力掐按，使酸胀感向足跟部放散，可以缓解足跟疼痛。

2. 点涌泉：疼痛时，用拇指指尖用力点按涌泉 1 分钟，稍放松后再次点按，反复 5 ~ 8 次，直至酸胀感向全足放散，而足跟痛缓解。

各种原因造成的足跟痛都可以通过点涌泉、掐太溪穴，补肝肾，强筋骨而得到缓解。涌泉穴在人体养生、防病、治病、保健等各个方面有着重要作用。按摩涌泉穴可以培补元气，振奋人体的正气，调整脏腑的功能，提高抗病的能力，起到强身保健的作用。太溪，为肾经原穴，肾阴肾阳皆可补之，五脏之疾皆可治之。

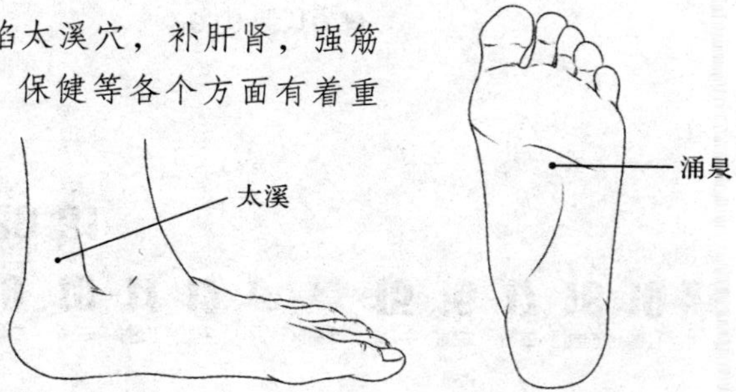

10 OCT 2018

周日	周一	周二	周三	周四	周五	周六	周日	周一	周二	周三	周四	周五	周六	周日	周一	周二	周三	周四	周五	周六
	1	2	3	4	5	6	7	8	9	10	11	12	13	14	15	16	17	18	19	20
	国庆节	廿三	廿四	廿五	廿六	廿七	廿八	寒露	9月大	初二	初三	初四	初五	初六	初七	初八	重阳节	初十	十一	十二
21	22	23	24	25	26	27	28	29	30	31										
十三	十四	霜降	十六	十七	十八	十九	二十	廿一	廿二	廿三										

6

2018 年 10 月
星期六
农历八月廿七

7

2018 年 10 月
星期日
农历八月廿八

肝阳上亢，涌泉保健

方　　法：掐涌泉，热敷涌泉穴。

穴位定位：涌泉穴，见 74 页。

使用说明：

1. 掐涌泉：用食指的指尖立起来，用力点按涌泉穴的位置，或者用指尖用力掐这个穴位，或者用指腹用力点揉涌泉这个位置。点按、掐、揉的时候，要保持这个动作持续一段时间。

2. 热敷涌泉：取吴茱萸 30 克，加冰片适量，共研末，用醋调后，微微加热，敷在涌泉穴上，盖以干净的纱布，每日更换一次，有助降压。

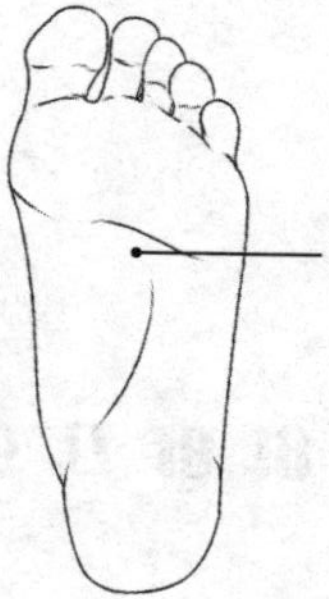

当血压急剧升高时我们可用人迎降压法，在平时的日常保健则可用涌泉穴帮助降压。中医认为，高血压病是由于机体阴阳平衡失调所导致，病变与五脏有关，最主要涉及心、肝、肾。肾藏精、肝藏血，精血同源，肝肾合称为先天之本，而肝经上行至巅，涌泉穴可治疗巅顶疼痛、头晕头昏，有降血压的功效。涌泉穴降压法适合虚火型高血压，老年人多见，可以作为此类高血压患者的日常保健方法使用。

10 OCT 2018

周日	周一	周二	周三	周四	周五	周六	周日	周一	周二	周三	周四	周五	周六	周日	周一	周二	周三	周四	周五	周六
	1	2	3	4	5	6	7	8	9	10	11	12	13	14	15	16	17	18	19	20
	国庆节	廿三	廿四	廿五	廿六	廿七	廿八	寒露	9月大	初二	初三	初四	初五	初六	初七	初八	重阳节	初十	十一	十二
21	22	23	24	25	26	27	28	29	30	31										
十三	十四	霜降	十六	十七	十八	十九	二十	廿一	廿二	廿三										

8

2018 年 10 月
星期一
农历八月廿九　　寒露　全国高血压日

9

2018 年 10 月
星期二
农历九月初一

用眼疲劳，眼保健操

方　　法：程氏眼保健操。

穴位定位：眼穴，耳垂正面中央部，见 322 页。

使用说明：

1. 转眼球：闭眼，然后向左、向上、向右、向下转 8 圈，再从相反方向转 8 圈。

2. 熨眼球：两掌心摩擦，发热时即将两手掌心捂在双眼上，凉了再摩擦，反复做 10 次。

3. 舒颈：用手掌从后头向颈部顺舒 20 下，舒颈时眼睛向前平视。

4. 掌揉 24 圈：掌心微屈，扣于上、下眼眶上，由内向外揉 24 圈。

5. 运目：闭目，眼球上、下、左、右运转 10 圈。

6. 远眺：选一目标，距离 5 ~ 10 米，看 1 分钟，再看近 (1 米以内)3 秒钟，交替进行 5 ~ 10 分钟。

7. 揪耳朵：两手食指、拇指捏住耳垂部眼穴，吸气的时候，捏紧两个耳垂，用力向鼻子的方向捏，直到把气吸足，手指不要离开原来的位置；呼气的时候，手指放松，用力向上瞪眼，同时轻轻地发出“嘘”声，一呼一吸为一次，共做 10 次。

10/OCT 2018

周日	周一	周二	周三	周四	周五	周六	周日	周一	周二	周三	周四	周五	周六	周日	周一	周二	周三	周四	周五	周六
	1 国庆节	2 廿三	3 廿四	4 廿五	5 廿六	6 廿七	7 廿八	8 寒露	9 9月大	10 初二	11 初三	12 初四	13 初五	14 初六	15 初七	16 初八	17 重阳节	18 初十	19 十一	20 十二
21 十三	22 十四	23 霜降	24 十六	25 十七	26 十八	27 十九	28 二十	29 廿一	30 廿二	31 廿三										

10

2018 年 10 月

星期三

农历九月初二

11

2018 年 10 月

星期四

农历九月初三

世界视力日

世界镇痛日

防关节炎，血海、三里

方　　法：艾灸血海、足三里穴。

穴位定位：足三里穴，见 4 页；血海穴，见 160 页。

使用说明：用艾条做艾灸，每周艾灸足三里和血海穴 1 ~ 2 次，每次灸 15 ~ 20 分钟。艾灸时应让温度稍高一点，使局部皮肤发红，艾条缓慢沿穴位上下移动，以不烧伤局部皮肤为度。

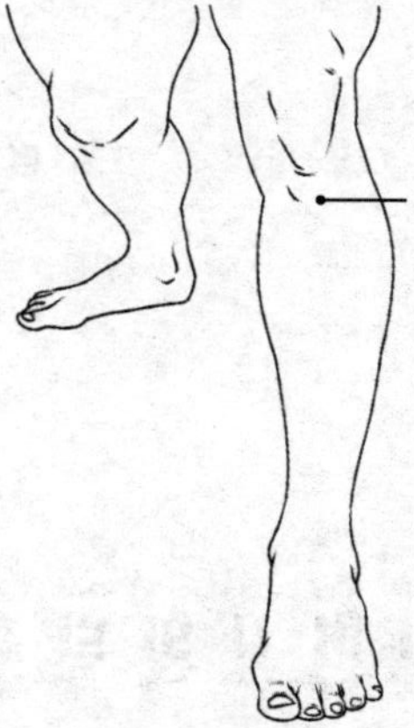

每年的 10 月 12 日是世界关节炎日，目的在于提醒人们，对关节炎要早预防、早诊断、早治疗，防止致残。这也正贴合了中医“治未病”的哲学思想。如果不注意保护膝关节就会出现“人老腿先老”的状况。要想让膝关节远离这种现象，平时我们就要学会正确的保健养生方法。程氏针灸的膝关节保健养生法通过艾灸足三里和血海穴来进行预防，简单易掌握，非常实用。

10/OCT 2018

周日	周一	周二	周三	周四	周五	周六	周日	周一	周二	周三	周四	周五	周六	周日	周一	周二	周三	周四	周五	周六
	1 国庆节	2 廿三	3 廿四	4 廿五	5 廿六	6 廿七	7 廿八	8 寒露	9 9月大	10 初二	11 初三	12 初四	13 初五	14 初六	15 初七	16 初八	17 重阳节	18 初十	19 十一	20 十二
21 十三	22 十四	23 霜降	24 十六	25 十七	26 十八	27 十九	28 二十	29 廿一	30 廿二	31 廿三										

12

2018 年 10 月
星期五
农历九月初四　　世界关节炎日

13

2018 年 10 月
星期六
农历九月初五　　世界保健日

困倦乏力，按摩上肢

方　　法：上肢按摩法。

穴位定位：鱼际穴，在手拇指本节（第1掌指关节）后凹陷处，约当第1掌骨中点桡侧，赤白肉际处。大拇指一侧称“大鱼际”，另一侧称“小鱼际”。

使用说明：节后综合征是不是在困扰着你？简单的办公室按摩方法，让您放松疲惫的身心。

1. 用手掌或小鱼际轻拍手臂内、外侧，由内向外，由上向下，反复数次，直至皮肤红润，有热胀感。

2. 用拇、食、中指将较厚的臂部皮肤提捻起，并稍加震动，反复数次。

3. 五指伸平，举上臂，另一只手拇指及掌部由上向下，即从手腕部至上臂最上端不停地移动按摩，反复数次。

手掌按摩法：以拇指深按手掌心，其余3指在手背侧支持，主要是拇指用力，直至感觉温暖，可以加强血液循环，调节神经。再以小鱼际揉搓掌心、掌背。

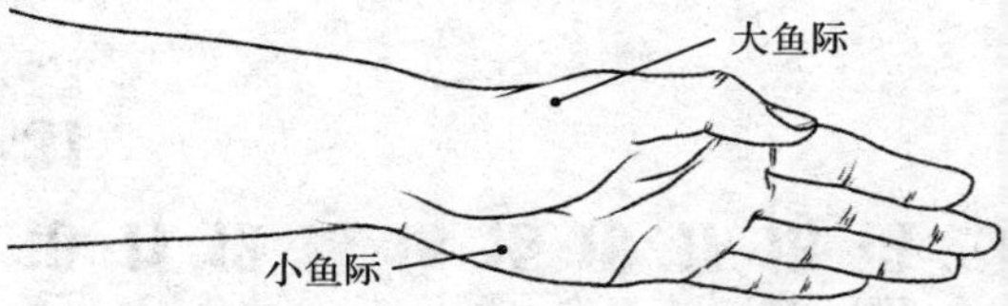

10 OCT 2018

周日	周一	周二	周三	周四	周五	周六	周日	周一	周二	周三	周四	周五	周六	周日	周一	周二	周三	周四	周五	周六
	1	2	3	4	5	6	7	8	9	10	11	12	13	14	15	16	17	18	19	20
	国庆节	廿三	廿四	廿五	廿六	廿七	廿八	寒露	9月大	初二	初三	初四	初五	初六	初七	初八	重阳节	初十	十一	十二
21	22	23	24	25	26	27	28	29	30	31										
十三	十四	霜降	十六	十七	十八	十九	二十	廿一	廿二	廿三										

14

2018 年 10 月
星期日
农历九月初六

15

2018 年 10 月
星期一
农历九月初七

梳理脊梁，调节脏腑

方　　法：搓夹脊穴。

穴位定位：华佗夹脊穴，见 56 页。

使用说明：使用时需要家人代为操作，取俯卧位，施术者立起手掌，用小鱼际接触穴位，自上而下来回搓动，以皮肤发热发红为度，边搓边向下移动，反复搓动 3 ~ 5 遍。也可以用拇指沿脊柱两侧自上而下点揉夹脊，反复 3 ~ 5 遍，也以局部发热发红为度。

脊柱是内脏与体表的桥梁，当在身体体表进行刺激时，通过脊神经传导，可以起到养护内脏的作用。夹脊穴与人体躯干部相应的脏腑相对应，脏腑功能下降时相应的夹脊穴处会出现酸痛、刺痛等不适感觉，而刺激这些部位也可以调节和提高相应脏腑的功能。由上到下划为上中下三焦，管理人体躯干部所有的脏腑。其中两肩胛骨下缘连线以上部分为上焦，管理心、胸、肺、乳；下至 12 肋连线为中焦，管理脾、胃、肝、胆；以下为下焦，管理肾、膀胱、盆腔部位的相关器官。如果自上而下对所有夹脊穴进行按摩，可以说是按摩了全身所有脏腑，对许多经久不愈的疾病，有意想不到的神奇功效。

10/OCT 2018

周日	周一	周二	周三	周四	周五	周六	周日	周一	周二	周三	周四	周五	周六	周日	周一	周二	周三	周四	周五	周六
	1 国庆节	2 廿三	3 廿四	4 廿五	5 廿六	6 廿七	7 廿八	8 寒露	9 9月大	10 初二	11 初三	12 初四	13 初五	14 初六	15 初七	16 初八	17 重阳节	18 初十	19 十一	20 十二
21 十三	22 十四	23 霜降	24 十六	25 十七	26 十八	27 十九	28 二十	29 廿一	30 廿二	31 廿三										

16

2018 年 10 月
星期二
农历九月初八

17

2018 年 10 月
星期三
农历九月初九 重阳节

心烦潮热，太溪、照海

方　　法：点按太溪、照海穴。

穴位定位：太溪穴，见50页；照海穴，在足内侧，内踝尖下方凹陷处。

使用说明：用拇指及指甲尖掐按太溪、照海穴，每次1～3分钟。

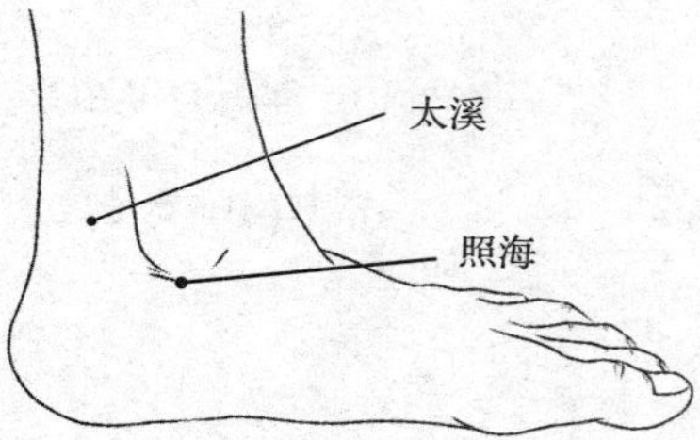

10月18日为“世界更年期关怀日”。更年期最常见的症状为潮热多汗。女性“七七任脉虚，太冲脉少，天癸竭，地道不通，故形坏而无子”，就是说女性在49岁左右绝经，身体的天癸衰竭，体内激素水平发生变化；太冲脉少、任脉虚，体内阴血不足；阴虚则生热，女性在这一时期所表现的焦虑、烦躁、盗汗、潮热等症状，都是由此引起，治疗当以滋阴清热为主。在这一时期，家人不仅要多关心女性，更要注意女性的健康状态。在点按太溪、照海穴的同时，可配合服用知柏地黄丸以滋阴清热。

周日	周一	周二	周三	周四	周五	周六	周日	周一	周二	周三	周四	周五	周六	周日	周一	周二	周三	周四	周五	周六
	1 国庆节	2 廿三	3 廿四	4 廿五	5 廿六	6 廿七	7 廿八	8 寒露	9 9月大	10 初二	11 初三	12 初四	13 初五	14 初六	15 初七	16 初八	17 重阳节	18 初十	19 十一	20 十二
21 十三	22 十四	23 霜降	24 十六	25 十七	26 十八	27 十九	28 二十	29 廿一	30 廿二	31 廿三										

18

2018 年 10 月

星期四

农历九月初十

世界更年期关怀日

19

2018 年 10 月

星期五

农历九月十一

阴道异常，大敦刺血

方　　法：大敦穴刺血。

穴位定位：大敦穴在足大趾外侧，距趾甲根角 0.1 寸处。

使用说明：点刺前，可在被刺部位或其周围用推、揉、挤、捋等方法，使局部充血，再用 75% 酒精消毒。点刺时，用一手固定被刺部位，另一手持针，露出针尖 3 ~ 5 毫米，对准所刺部位快速刺入并迅速出针，进出针时针体应保持在同一轴线上。点刺后可放出适量血液或黏液，也可辅以推挤方法增加出血量或出液量。

更年期综合征会出现阴道干燥、阴部瘙痒，甚至阴道炎症。这是由于激素分泌紊乱，造成阴道内的 pH 值发生改变，原来的有益菌变成了致病菌，引发炎症。可以在大敦刺血。大敦是足厥阴肝经的起始穴位，位于足大趾外侧趾甲根角处，正好与位于内侧趾甲根角处的脾经隐白穴相对。人体所有的经脉中，只有足厥阴肝经"环阴器"，当湿热之邪侵袭肝经时，就会出现阴部瘙痒的症状，而大敦穴刺血，可以清泄肝经湿热，而且显效很快。

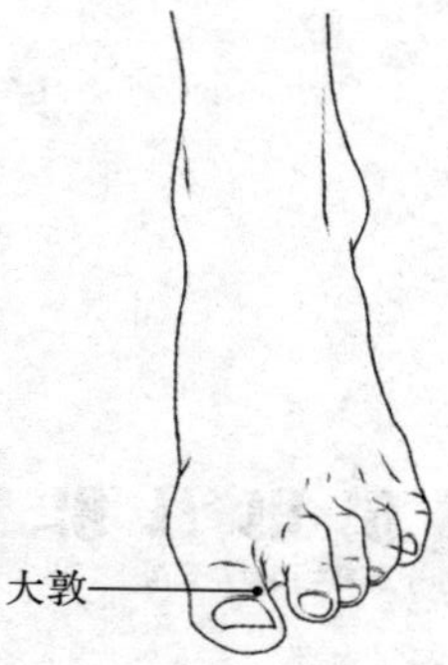

10/OCT 2018

周日	周一	周二	周三	周四	周五	周六	周日	周一	周二	周三	周四	周五	周六	周日	周一	周二	周三	周四	周五	周六
	1	2	3	4	5	6	7	8	9	10	11	12	13	14	15	16	17	18	19	20
	国庆节	廿三	廿四	廿五	廿六	廿七	廿八	寒露	9月大	初二	初三	初四	初五	初六	初七	初八	重阳节	初十	十一	十二
21	22	23	24	25	26	27	28	29	30	31										
十三	十四	霜降	十六	十七	十八	十九	二十	廿一	廿二	廿三										

20
2018 年 10 月
星期六
农历九月十二
世界骨质疏松日

21
2018 年 10 月
星期日
农历九月十三

霜降养生，手搓迎香

方　　法：搓迎香，点按太渊、列缺穴。

穴位定位：迎香穴，见 90 页；太渊穴，在腕前区，桡骨茎突与舟状骨之间，在腕掌侧横纹桡侧端，用手指按着感觉凹陷的地方；列缺穴，在前臂桡侧缘，桡骨茎突上方，腕横纹上 1.5 寸处。

使用说明：搓迎香，用食指在迎香穴快速搓动，搓热为止，每日重复 3—5 次。点按太渊、列缺，拇指或中指指腹置于穴位上，缓缓向下用力，使局部产生酸胀感，不拘于时，每天点按 3—5 次，每次每穴 1 分钟。

霜降时节天气逐渐变冷，身体局部保暖不当或人体为适应寒冷的刺激新陈代谢水平发生改变，正气差时易感染风寒。列缺穴治表，擅治外感引起的咳嗽、发热、咽干咽痛及头项、面、口部兼症，故其穴性突出“表”字，以区别于其他同样治疗咳喘的手太阴经穴。太渊穴，温通补虚，为肺经之原穴，可补肺之虚。迎香穴，可治疗鼻塞、鼻流清涕、口㖞。

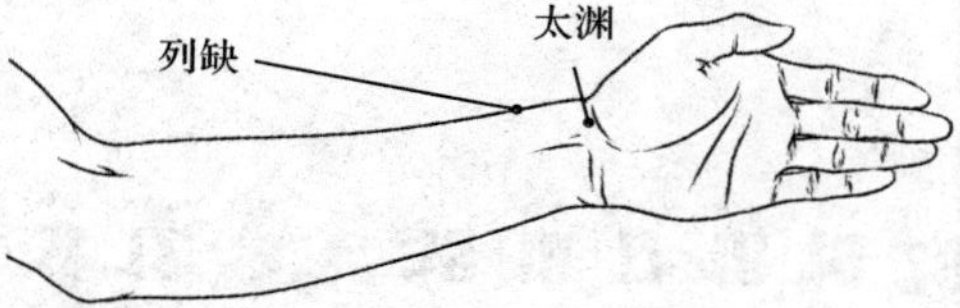

10 OCT 2018

周日	周一	周二	周三	周四	周五	周六	周日	周一	周二	周三	周四	周五	周六	周日	周一	周二	周三	周四	周五	周六
	1	2	3	4	5	6	7	8	9	10	11	12	13	14	15	16	17	18	19	20
	国庆节	廿三	廿四	廿五	廿六	廿七	廿八	寒露	9月大	初二	初三	初四	初五	初六	初七	初八	重阳节	初十	十一	十二
21	22	23	24	25	26	27	28	29	30	31										
十三	十四	霜降	十六	十七	十八	十九	二十	廿一	廿二	廿三										

22

2018 年 10 月

星期一

农历九月十四

23

2018 年 10 月

星期二

农历九月十五 霜降

巅顶头痛，足心涌泉

方　　法：掐涌泉穴。

穴位定位：涌泉穴在足心凹陷处，卷足心时，足底会出现一个明显的人字形沟，涌泉穴就在人字沟的顶点。

使用说明：掐涌泉，将食指的指尖立起来，用力点按涌泉穴的位置，或者用指尖用力掐涌泉穴，或者用指腹用力点揉涌泉穴这个位置。点按、掐、揉的时候，要保持这个动作持续一段时间。

按摩涌泉穴为什么可以治疗肝经病变所致的巅顶头痛呢？这就要说到中医的一个术语，叫做“乙癸同源”。乙指的是肝，癸指的是肾。乙癸同源指的是肾精和肝的阴血是可以互化互用的，肝的阴血可以化为肾精，肾精也可以化为肝的阴血。所以肝的阴血不足，同时也表明了肾精也已经亏虚。所以通过掐揉涌泉穴，可以刺激肾经经气，培补肾精，进而补充肝的阴血，使阴血充盛，肝阳有所抑制，头痛就可以得到缓解。

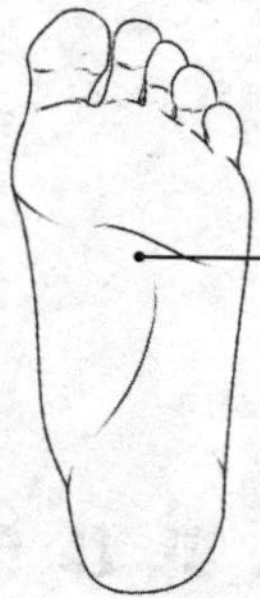

10 OCT 2018

周日	周一	周二	周三	周四	周五	周六	周日	周一	周二	周三	周四	周五	周六	周日	周一	周二	周三	周四	周五	周六
	1	2	3	4	5	6	7	8	9	10	11	12	13	14	15	16	17	18	19	20
	国庆节	廿三	廿四	廿五	廿六	廿七	廿八	寒露	9月大	初二	初三	初四	初五	初六	初七	初八	重阳节	初十	十一	十二
21	22	23	24	25	26	27	28	29	30	31										
十三	十四	霜降	十六	十七	十八	十九	二十	廿一	廿二	廿三										

24

2018 年 10 月

星期三

农历九月十六

25

2018 年 10 月

星期四

农历九月十七

延缓衰老，养肝脾肾

方　　法： 掐按太冲、太白、太溪穴。

穴位定位： 太冲穴，见 32 页；太白穴，见 110 页；太溪穴，见 50 页。

使用说明：

1. 掐太溪：拇指指尖立起，用力掐按，使酸胀感向足跟部放散，每次 3 ~ 5 分钟，补益肾气。

2. 掐太冲：以拇指指甲着力，稍用力在太冲穴上掐 5 次，称掐太冲。

3. 掐太白：以拇指置于太白穴赤白肉际处，用力掐按，以产生酸胀感为度。

中医学中，太冲是足厥阴肝经的原穴，此穴可以平肝息风，清肝明目，常按此穴，对头晕、腹胀、高血压、月经不调也有很好的治疗效果。太白是足太阴脾经的原穴，《窦太师针经》中记载太白穴："治五藏交寒，泄泻呕吐，补；大便虚结，小便滑，先补后泻"。太溪穴是足少阴肾经的原穴。通过按摩，可以调和营卫，运行气血，促进机体的新陈代谢，协调脏腑功能，增强机体的抗病力。传统医学认为，人体的衰老与肝、脾、肾有着密不可分的关系，肾为先天之本，脾为后天之本，女性又有以肝为后天之说，所以，精选了肝、脾、肾三条经络的原穴。

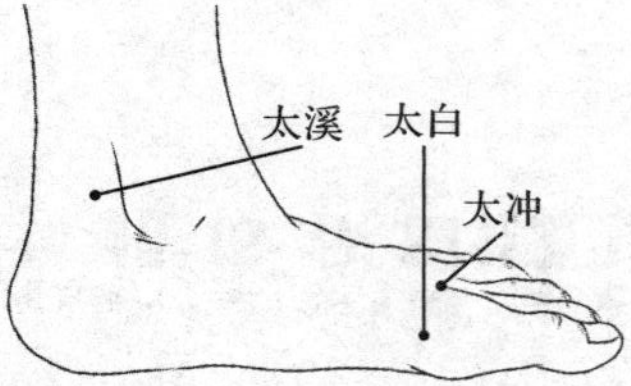

10/OCT 2018

周日	周一	周二	周三	周四	周五	周六	周日	周一	周二	周三	周四	周五	周六	周日	周一	周二	周三	周四	周五	周六
	1 国庆节	2 廿三	3 廿四	4 廿五	5 廿六	6 廿七	7 廿八	8 寒露	9 9月大	10 初二	11 初三	12 初四	13 初五	14 初六	15 初七	16 初八	17 重阳节	18 初十	19 十一	20 十二
21 十三	22 十四	23 霜降	24 十六	25 十七	26 十八	27 十九	28 二十	29 廿一	30 廿二	31 廿三										

26

2018 年 10 月
星期五
农历九月十八

27

2018 年 10 月
星期六
农历九月十九

延缓衰老，培补元气

方　　法：点足三里，揉膻中，灸关元穴。

穴位定位：足三里穴，见 4 页；膻中穴，见 72 页；关元穴，见 106 页。

使用说明：

1. 点按足三里，会有明显的酸麻胀感，并向膝部或沿小腿向下放散。点按 1 分钟后可略放松，改点为揉，1 分钟后再施点法，如此反复 3 ~ 5 次。

2. 揉膻中穴，用拇指或由手掌大鱼际部先顺时针后逆时针方向各按揉 20 次，反复 10 次。

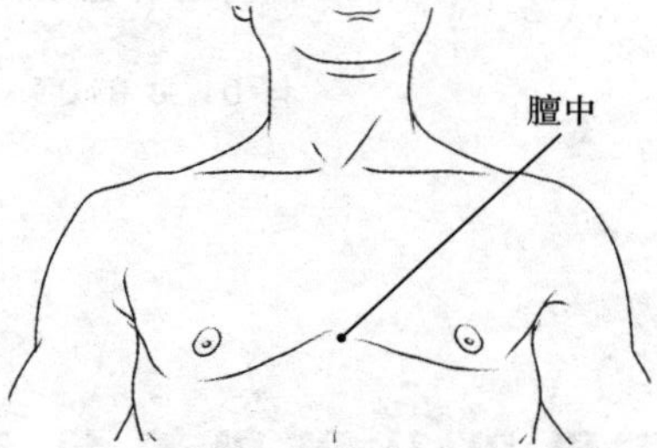

3. 灸关元，点燃艾条熏灸关元穴，每次 10 ~ 15 分钟，同时也可配合灸腹中线（任脉），如果觉得用手拿着艾条太累了，也可以采用隔姜灸的方法，即切一片稍微厚一点的姜片，将 10 ~ 15 分钟能烧完的艾绒用手捏成圆锥状，姜片放到关元穴上，再将圆锥状的艾绒放到姜片上，将艾绒引燃，等艾绒完全熄灭后即可。

10/OCT 2018

周日	周一	周二	周三	周四	周五	周六	周日	周一	周二	周三	周四	周五	周六	周日	周一	周二	周三	周四	周五	周六
	1	2	3	4	5	6	7	8	9	10	11	12	13	14	15	16	17	18	19	20
	国庆节	廿三	廿四	廿五	廿六	廿七	廿八	寒露	9月大	初二	初三	初四	初五	初六	初七	初八	重阳节	初十	十一	十二
21	22	23	24	25	26	27	28	29	30	31										
十三	十四	霜降	十六	十七	十八	十九	二十	廿一	廿二	廿三										

28

2018 年 10 月
星期日
农历九月二十

29

2018 年 10 月
星期一
农历九月廿一

通督治腰，后溪入手

方　　法：滚揉后溪穴。

穴位定位：后溪穴，微握拳，第 5 掌骨小头后方关节后尺侧（即外侧）的远侧掌横纹头赤白肉际处。

使用说明：长期在电脑前工作或学习的朋友，每过一小时把双手后溪穴放在桌沿上来回滚动 3 ~ 5 分钟，可以缓解调节长期伏案对人体造成的不良影响。

后溪主“肩臑肘臂痛”“颈项强不得回顾”“臂肘挛急”等颈肩臂症。在《勉学堂针灸集成》中有：“胛寒肘痛，督脉病，腿痛”，均强调其为八脉交会穴通于督脉之特性。临床中的颈腰综合征，既有颈椎病，又有腰椎病，这恰与经络学说中主肩背之疾的手太阳、少阳之脉与主腰髋之疾的足太阳、足少阳之脉在肩背部交错循行相通，因此刺激后溪缓解颈肩痛时，对腰腿痛亦有缓解作用，故以腰背痛统称之。

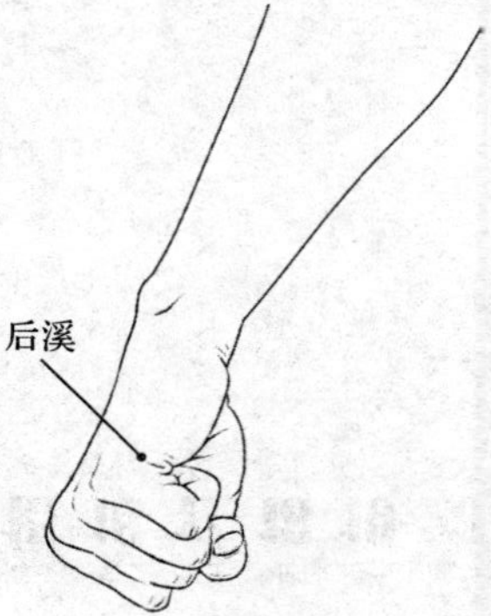

10/OCT 2018

周日	周一	周二	周三	周四	周五	周六	周日	周一	周二	周三	周四	周五	周六	周日	周一	周二	周三	周四	周五	周六
	1 国庆节	2 廿三	3 廿四	4 廿五	5 廿六	6 廿七	7 廿八	8 寒露	9 9月大	10 初二	11 初三	12 初四	13 初五	14 初六	15 初七	16 初八	17 重阳节	18 初十	19 十一	20 十二
21 十三	22 十四	23 霜降	24 十六	25 十七	26 十八	27 十九	28 二十	29 廿一	30 廿二	31 廿三										

30

2018 年 10 月

星期二

农历九月廿二

31

2018 年 10 月

星期三

农历九月廿三

治胆囊炎，找胆囊穴

方　　法：点胆囊穴。

穴位定位：胆囊穴，在小腿外侧，腓骨小头直下 2 寸。沿着外踝尖向上推按，临近膝关节时，在小腿外侧会摸到一个圆形的骨性突起，这就是腓骨小头，在腓骨小头的前下方是阳陵泉穴，胆囊穴就在阳陵泉直下约 3 横指的地方。

使用说明：胆绞痛时，点胆囊穴往往会有明显的压痛，而用力按压则可以缓解胆绞痛。点按时，除单点胆囊一穴外，还可以自阳陵泉至胆囊穴循经点按，可增强止痛效果。

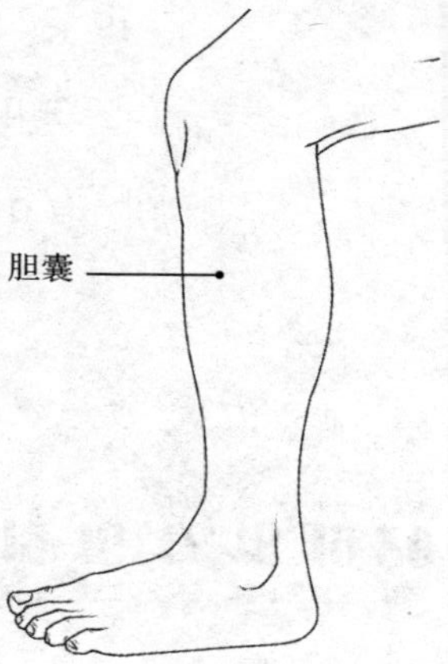

胆囊炎、胆结石患者对胆绞痛一定不陌生，胆绞痛往往发生在饱餐后的晚上或深夜，右上腹痛，疼痛可向右肩背部放射，伴有恶心、呕吐，严重者皮肤、巩膜泛淡黄色，发生黄疸。对于突发的胆绞痛，建议到医院进行进一步检查确诊，但是对于慢性胆囊炎、结石患者，发病时按压胆囊穴来缓解疼痛，不失为一种很好的方法。

11 NOV 2018

周日	周一	周二	周三	周四	周五	周六	周日	周一	周二	周三	周四	周五	周六	周日	周一	周二	周三	周四	周五	周六
				1 廿四	2 廿五	3 廿六	4 廿七	5 廿八	6 廿九	7 立冬	8 10月小	9 初二	10 初三	11 初四	12 初五	13 初六	14 初七	15 初八	16 初九	17 初一
18 十一	19 十二	20 十三	21 十四	22 小雪	23 十六	24 十七	25 十八	26 十九	27 二十	28 廿一	29 廿二	30 廿三								

1

2018 年 11 月
星期四
农历九月廿四

2

2018 年 11 月
星期五
农历九月廿五

补脾益气，“四君子汤”

方　　法：摩气海穴，点揉足三里、阴陵泉穴，开四关。

穴位定位：气海穴，见 186 页；足三里穴，见 4 页；阴陵泉穴，见 28 页；太冲穴，见 32 页；合谷穴，见 10 页。

使用说明：气海穴应采用摩热的方法，用掌心在穴区皮肤表面小范围快速摩动，逐渐使热力渗透下去；足三里和阴陵泉都采用点揉的方法；开四关就是对双手的合谷穴和双脚的太冲穴进行点揉，使穴区出现明显的酸胀感。

生活中，由于饮食失调、劳累过度，或者久病之后耗伤脾气，使脾胃运化出了问题，都有可能导致脾胃气虚。四君子汤是治疗脾胃气虚的常用方，也是补气方剂的基础方，由人参、白术、茯苓、炙甘草组成。气海穴的功效如同人参，足三里穴的功效如同白术，阴陵泉穴的功效如同茯苓，开四关行气活血的功效如同甘草之调和，以上穴位配合使用，就是身体自备的四君子汤。

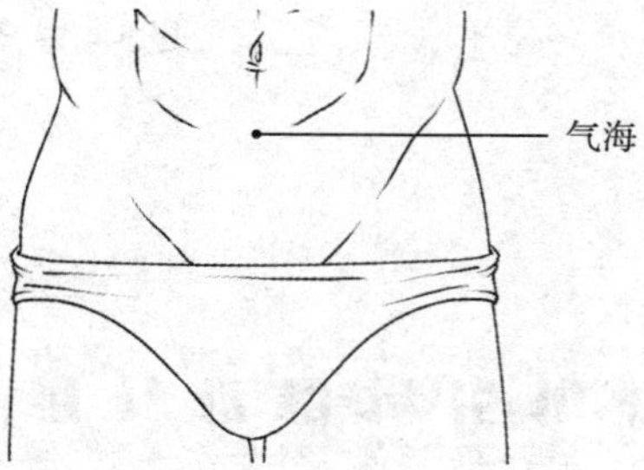

11/NOV 2018

周日	周一	周二	周三	周四	周五	周六	周日	周一	周二	周三	周四	周五	周六	周日	周一	周二	周三	周四	周五	周六
				1 廿四	2 廿五	3 廿六	4 廿七	5 廿八	6 廿九	7 立冬	8 10月小	9 初二	10 初三	11 初四	12 初五	13 初六	14 初七	15 初八	16 初九	17 初十
18 十一	19 十二	20 十三	21 十四	22 小雪	23 十六	24 十七	25 十八	26 十九	27 二十	28 廿一	29 廿二	30 廿三								

3

2018 年 11 月

星期六

农历九月廿六

4

2018 年 11 月

星期日

农历九月廿七

神奇耳穴，治疗失眠

方　　法：点耳穴神门、心穴。

穴位定位：耳穴神门，对耳轮上、下脚分叉处，三角窝的外 1/3 的上部；心穴，在耳甲腔正中凹陷处。

使用说明：点掐或以王不留行籽贴压神门穴、心穴，或用火柴棒的一端点按，以出现酸胀感或放散感为宜。

耳穴具有疏通经络、扶正祛邪、调和脏腑阴阳的作用，这是因为耳廓是诸经通过、终止、会合的场所，通过刺激耳部穴位可以达到调理身体内在生理状态的作用。耳穴疗法治疗失眠症最主要的作用是疏通经络。耳穴神门，具有镇静、安神、利眠作用。心主神明，为五脏六腑之主。当心阳不足，则出现失眠、健忘、神疲乏力等表现；心阴不足表现为交感神经兴奋为主的失眠，如心悸、多汗等，多取心穴宁心安神。

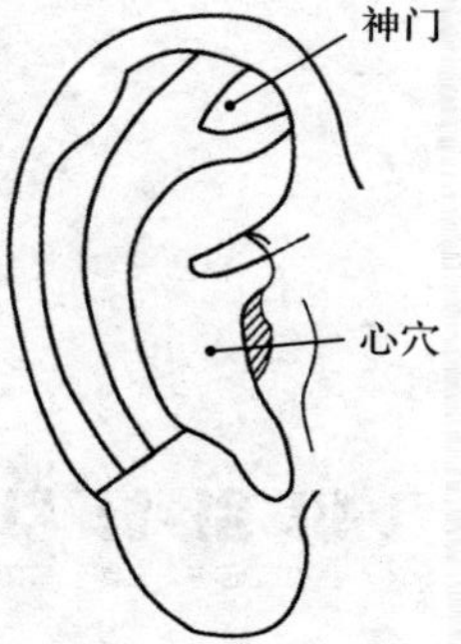

11/NOV 2018

周日	周一	周二	周三	周四	周五	周六	周日	周一	周二	周三	周四	周五	周六	周日	周一	周二	周三	周四	周五	周六
				1 廿四	2 廿五	3 廿六	4 廿七	5 廿八	6 廿九	7 立冬	8 10月小	9 初二	10 初三	11 初四	12 初五	13 初六	14 初七	15 初八	16 初九	17 初十
18 十一	19 十二	20 十三	21 十四	22 小雪	23 十六	24 十七	25 十八	26 十九	27 二十	28 廿一	29 廿二	30 廿三								

5

2018 年 11 月

星期一

农历九月廿八

6

2018 年 11 月

星期二

农历九月廿九

肠道排毒，上、下巨虚

方　　法： 点按足三里、上巨虚、下巨虚穴。

穴位定位： 足三里穴，见4页；上巨虚穴，犊鼻下6寸，胫骨前嵴外1横指，即足三里穴直下3寸；下巨虚穴，犊鼻下9寸，胫骨前嵴外1横指，即上巨虚直下3寸。

使用说明： 每天用大拇指或中指按压两侧足三里、上巨虚、下巨虚各一次，每次每穴按压5～10分钟，每分钟按压15～20次，使局部有明显的酸胀、发热的感觉即可。除按压的方法外，每日不拘时用手掌顺足三里、上巨虚、下巨虚穴所连成的直线进行叩击，至发热即可，有疏通经络促进胃肠功能的疗效。

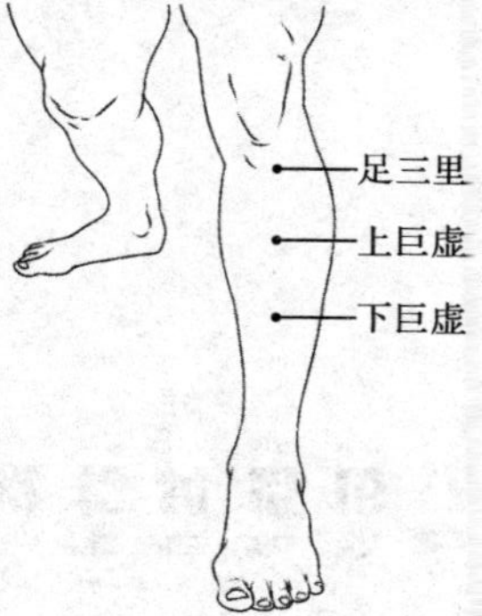

大肠、小肠是人体清除毒素最为重要的途径，如果脏腑功能减退，大肠、小肠生理功能失调，不能将体内的毒素清除干净，存留于体内的毒素会随着血液循环“毒害”我们的身体。足三里、上巨虚和下巨虚穴分别是胃、大肠、小肠三腑的下合穴，合治六腑，因此点按这三个穴位可促进胃肠道的功能。

11/NOV 2018

周日	周一	周二	周三	周四	周五	周六	周日	周一	周二	周三	周四	周五	周六	周日	周一	周二	周三	周四	周五	周六
				1	2	3	4	5	6	7	8	9	10	11	12	13	14	15	16	17
				廿四	廿五	廿六	廿七	廿八	廿九	立冬	10月小	初二	初三	初四	初五	初六	初七	初八	初九	初十
18	19	20	21	22	23	24	25	26	27	28	29	30								
十一	十二	十三	十四	小雪	十六	十七	十八	十九	二十	廿一	廿二	廿三								

7

2018 年 11 月

星期三

农历九月三十　　立冬

8

2018 年 11 月

星期四

农历十月初一　　寒衣节

呼吸之毒，尺泽、鱼际

方　　法：点鱼际、尺泽穴。

穴位定位：尺泽穴，见144页；鱼际穴，见142页。

使用说明：每天用大拇指或中指按压两侧尺泽、鱼际穴各3～5分钟，每分钟按压15～20次，使局部有明显的酸胀、发热的感觉即可。点鱼际穴时，拇指要立起，用指尖用力点按，更易出现明显的酸胀感。

现在大城市的空气质量实在令人担忧，可是人总要呼吸，从空气中进入体内的毒素可不是那么容易就能顺利排出来的。这时候，不妨点按与肺相关的穴位，将呼吸之毒排出体外。尺泽是手太阴肺经之合穴，主治呼吸系统疾病，肺炎、支气管炎、支气管哮喘、咽喉肿痛等，平时常按可以清热和胃，通络止痛。鱼际穴可泻出肺热，为手太阴肺经之荥穴。

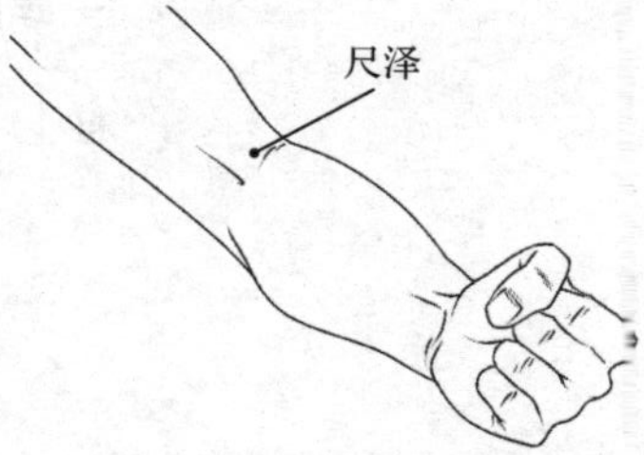

周日	周一	周二	周三	周四	周五	周六	周日	周一	周二	周三	周四	周五	周六	周日	周一	周二	周三	周四	周五	周六
				1 廿四	2 廿五	3 廿六	4 廿七	5 廿八	6 廿九	7 立冬	8 10月小	9 初二	10 初三	11 初四	12 初五	13 初六	14 初七	15 初八	16 初九	17 初十
18 十一	19 十二	20 十三	21 十四	22 小雪	23 十六	24 十七	25 十八	26 十九	27 二十	28 廿一	29 廿二	30 廿三								

9

2018 年 11 月

星期五

农历十月初二

10

2018 年 11 月

星期六

农历十月初三

小便之毒，委中、委阳

方　　法：点按委中、委阳穴。

穴位定位：委阳穴，在膝后外侧，在腘横纹上，股二头肌腱的内侧缘；委中穴，在膝后侧，腘横纹中点。

使用说明：用拇指尖端分别点按两穴各1分钟，左右腿交替5～8次。

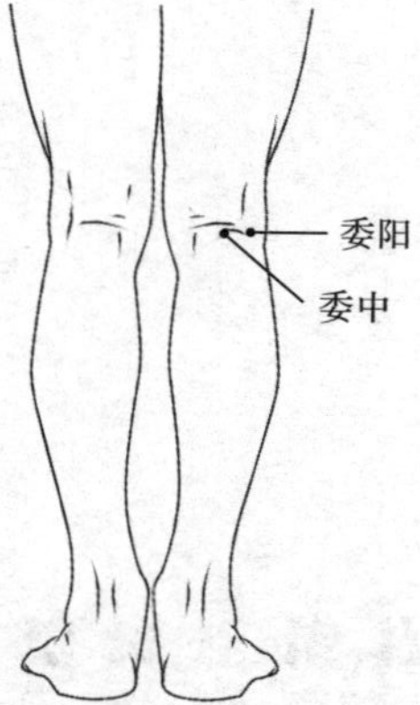

毒，指对机体有不利影响的物质，内在之毒（消化管道、泌尿道等管道不通或者由于代谢紊乱所产生的对人体有害的物质）存留在体内会导致脏腑、组织的功能障碍，新陈代谢紊乱，引发多种疾病。水液代谢的废弃物由尿液排出人体外，点按委中、委阳穴，可以让毒素随着小便一排而光。委中为足太阳膀胱经之下合穴。委阳，委，堆积也；阳，阳气也。膀胱经的天部阳气在此聚集，故名委阳，常常按摩可益气补阳。

11/NOV 2018

周日	周一	周二	周三	周四	周五	周六	周日	周一	周二	周三	周四	周五	周六	周日	周一	周二	周三	周四	周五	周六
				1	2	3	4	5	6	7	8	9	10	11	12	13	14	15	16	17
				廿四	廿五	廿六	廿七	廿八	廿九	立冬	10月小	初二	初三	初四	初五	初六	初七	初八	初九	初十
18	19	20	21	22	23	24	25	26	27	28	29	30								
十一	十二	十三	十四	小雪	十六	十七	十八	十九	二十	廿一	廿二	廿三								

11

2018 年 11 月

星期日

农历十月初四

12

2018 年 11 月

星期一

农历十月初五

糖尿三消，三焦同调

方　　法：点按鱼际、内庭、关元穴。

穴位定位：鱼际穴，见142页；内庭穴，见170页；关元穴，见106页。

使用说明：点按此三穴，以产生酸胀感为宜。每穴每次3～5分钟，每分钟点按30～40下，不拘于时。

糖尿病在中医内科分类为消渴。消渴是以多饮、多食、多尿、形体消瘦，或尿有甜味为特征的病症，病变脏腑主要在肺、胃、肾，又以肾为关键。“消渴为病，三多一少。上消多饮，中消多饥，下消多尿。肺胃肾中，以肾为重，常点然谷。上消鱼际，中消内庭，下消关元，随症加减。”

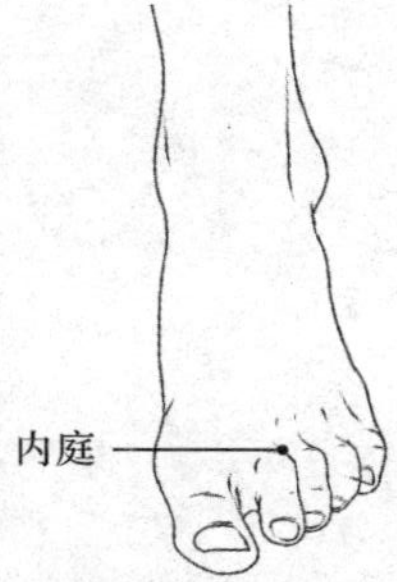

上消，主要表现是口渴。肺燥为主，应清热润肺，生津止渴，用鱼际穴。

中消，以胃热为主，应清胃泻火，养阴增液，用内庭穴。

下消，主要表现为多尿。以肾虚为主，应滋阴固肾，用关元穴。

11/NOV 2018

周日	周一	周二	周三	周四	周五	周六	周日	周一	周二	周三	周四	周五	周六	周日	周一	周二	周三	周四	周五	周六
				1 廿四	2 廿五	3 廿六	4 廿七	5 廿八	6 廿九	7 立冬	8 10月小	9 初二	10 初三	11 初四	12 初五	13 初六	14 初七	15 初八	16 初九	17 初十
18 十一	19 十二	20 十三	21 十四	22 小雪	23 十六	24 十七	25 十八	26 十九	27 二十	28 廿一	29 廿二	30 廿三								

13

2018 年 11 月
星期二
农历十月初六

14

2018 年 11 月
星期三
农历十月初七　　世界糖尿病日

下肢风痹，常按委中

方　　法： 按揉委中穴。

穴位定位： 委中穴，位于腘横纹的中点。

使用说明： 每天早晨起床后用拇指按揉 3 分钟即可。

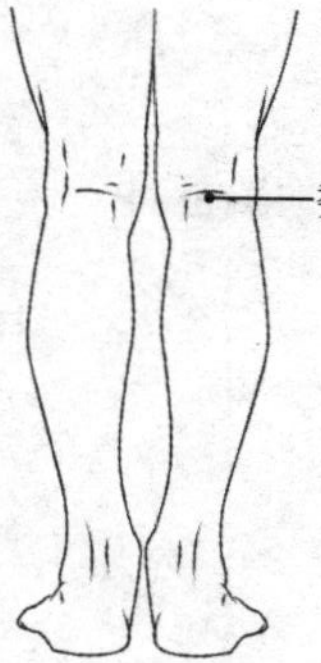

进入 11 月后天气寒凉，北风刺骨，很多上了年纪的人易患风湿病。风湿病，中医内科分类为“痹”，指由风、寒、湿等引起的肢体疼痛或麻木的病。其中由风所引起的血液脉络的不通，叫做“风痹”；风善行而数变，变动不居痛无定处，故又名“行痹”。委中穴是足太阳膀胱经的合穴，在古代文献当中除了治疗“腰痛不能举”以外，还治疗“风痹复无常”。什么叫“无常”？因为它痛无定处。使用这个穴位须注意不可艾灸，因为腘动脉正行于此穴下方。可以按揉委中穴，作为风湿病日常保健的穴位。

|------|------|------|------|------|------|------|
				1 廿四	2 廿五	3 廿六
4 廿七	5 廿八	6 廿九	7 立冬	8 10月小	9 初二	10 初三
11 初四	12 初五	13 初六	14 初七	15 初八	16 初九	17 初十
18 十一	19 十二	20 十三	21 十四	22 小雪	23 十六	24 十七
25 十八	26 十九	27 二十	28 廿一	29 廿二	30 廿三	

15

2018 年 11 月
星期四
农历十月初八

16

2018 年 11 月
星期五
农历十月初九

防老花眼，常揉耳垂

方　　法：揉捏耳垂眼穴。

穴位定位：眼穴，在耳垂正面中央。

使用说明：每天揉捏耳垂5～6次，然后两手快速互搓发热后熨目。每天早晚各一次。

随着年龄增长，眼睛的晶状体会逐渐硬化，睫状肌收缩能力降低而致调节能力减弱，最终出现老花眼，老花眼容易引起一系列的不良反应，所以要加以重视。此方法和耳穴有关，经络与耳的联系是十分密切的，脏腑之精气通过众脉上充于耳使耳能听，脏腑经络均与耳有联系，故刺激耳穴可以调节脏腑功能，达到治疗疾病的目的。中医认为肾开窍于耳，肝胆经络环绕于耳，而耳垂又是耳穴“眼”之所在，常揉捏耳垂可以补益肝肾，调和气血，清肝明目。

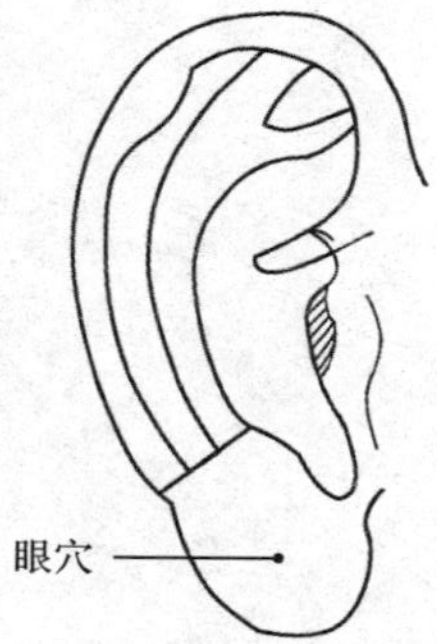

11/NOV 2018

周日	周一	周二	周三	周四	周五	周六	周日	周一	周二	周三	周四	周五	周六	周日	周一	周二	周三	周四	周五	周六
				1 廿四	2 廿五	3 廿六	4 廿七	5 廿八	6 廿九	7 立冬	8 10月小	9 初二	10 初三	11 初四	12 初五	13 初六	14 初七	15 初八	16 初九	17 初十
18 十一	19 十二	20 十三	21 十四	22 小雪	23 十六	24 十七	25 十八	26 十九	27 二十	28 廿一	29 廿二	30 廿三								

17
2018 年 11 月
星期六
农历十月初十

18
2018 年 11 月
星期日
农历十月十一

上肢御寒，悬灸灵道

方　　法：灸灵道穴。

穴位定位：灵道穴，在前臂前内侧，腕掌侧远端横纹上 1.5 寸，尺侧腕屈肌腱的桡侧缘。

使用说明：手持艾条雀啄灸，将艾条燃着端悬于施灸部位上距皮肤 2 ~ 3 厘米处，对准灵道穴上下移动，使之像鸟雀啄食一样，一起一落忽近忽远。

寒冷的冬季里，“肢体寒凉，痛入骨髓”的感觉，相信不少人都有体会。更有些年老体虚之人，一年四季除了夏天，其余时候都会手脚冰凉，“能夏不能冬”。坚持艾灸灵道穴，可以帮助上肢抵御寒邪。灵道为手少阴心经之脉，经穴，喻作水流强大，畅通无阻，是经气正盛的部位。《肘后歌》有歌诀：“骨寒髓冷火来烧，灵道妙用分明记。”说的就是这个道理。

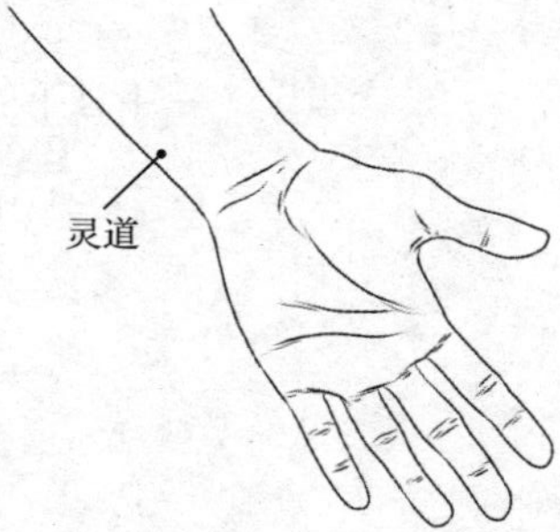

11/NOV 2018

周日	周一	周二	周三	周四	周五	周六	周日	周一	周二	周三	周四	周五	周六	周日	周一	周二	周三	周四	周五	周六
				1	2	3	4	5	6	7	8	9	10	11	12	13	14	15	16	17
				廿四	廿五	廿六	廿七	廿八	廿九	立冬	10月小	初二	初三	初四	初五	初六	初七	初八	初九	初十
18	19	20	21	22	23	24	25	26	27	28	29	30								
十一	十二	十三	十四	小雪	十六	十七	十八	十九	二十	廿一	廿二	廿三								

19

2018 年 11 月

星期一

农历十月十二

20

2018 年 11 月

星期二

农历十月十三

经后养血，三里、太溪

方　　法：点按太溪、足三里穴。

穴位定位：太溪穴，见 50 页；足三里穴，见 4 页。

使用说明：

1. 点按太溪，拇指指尖立起，用力掐按，使酸胀感向足跟部放散，每次 3 ~ 5 分钟。

2. 点足三里，用力点按此穴，点按 1 分钟后可略放松，改点为揉，1 分钟后再施点法，如此反复 3 ~ 5 次。

《素问·亡篇·刺法论》中有："肾之源，出于太溪。"太溪为足少阴经原穴，肾阴肾阳皆可补之，五脏之疾皆可治之。如《循经考穴编》中有："肾家虚冷，阴痿不起，月事乱期，血气闭塞。"足三里，为胃经合穴，可补养脾胃，健脾益气。脾胃为后天之本，为水谷之海，脾胃强则后天生化有源，气血得养。

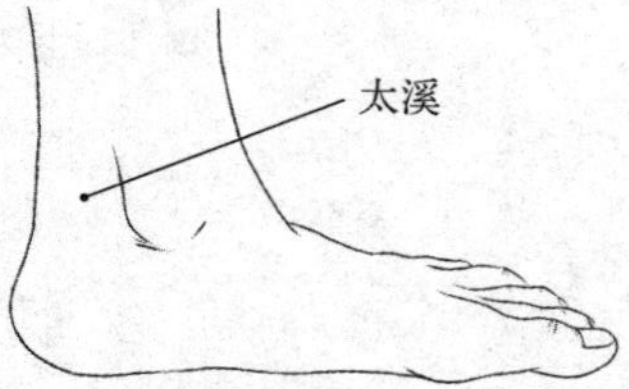

11 NOV 2018

周日	周一	周二	周三	周四	周五	周六	周日	周一	周二	周三	周四	周五	周六	周日	周一	周二	周三	周四	周五	周六
				1 廿四	2 廿五	3 廿六	4 廿七	5 廿八	6 廿九	7 立冬	8 10月小	9 初二	10 初三	11 初四	12 初五	13 初六	14 初七	15 初八	16 初九	17 初十
18 十一	19 十二	20 十三	21 十四	22 小雪	23 十六	24 十七	25 十八	26 十九	27 二十	28 廿一	29 廿二	30 廿三								

21

2018 年 11 月
星期三
农历十月十四

22

2018 年 11 月
星期四
农历十月十五　　小雪

肾虚腰痛，阴阳双攻

方　　法：灸肾俞、搓涌泉穴。

穴位定位：肾俞穴，见 6 页；涌泉穴，见 74 页。

使用说明：

1. 灸肾俞，在家人帮助下用点燃的艾条温灸 10 ~ 15 分钟，以穴区局部温暖红热为度，切避免烫伤皮肤。

2. 搓涌泉，左手握左脚，将右手手心对准左脚脚心，进行快速的摩擦，使手脚心产生温热的感觉，持续摩擦 5 ~ 6 分钟，使按揉处有酸胀感为佳，然后交换摩擦另一只脚。

“腰为肾之府”，从形态上来讲，存在于腰部的器官就是肾。肾虚腰痛有肾阳虚和肾阴虚之分。肾阳虚症状是腰痛而且发凉以及手脚冰凉，伴有尿频情况。肾阴虚则表现为腰酸腿软、口干、烦躁、手心发热以及爱出汗等症状。灸肾俞可温补肾阳。涌泉可补肾阴精，以滋阴制火，疗腰痛。

11/NOV 2018

周日	周一	周二	周三	周四	周五	周六	周日	周一	周二	周三	周四	周五	周六	周日	周一	周二	周三	周四	周五	周六
				1 廿四	2 廿五	3 廿六	4 廿七	5 廿八	6 廿九	7 立冬	8 10月小	9 初二	10 初三	11 初四	12 初五	13 初六	14 初七	15 初八	16 初九	17 初十
18 十一	19 十二	20 十三	21 十四	22 小雪	23 十六	24 十七	25 十八	26 十九	27 二十	28 廿一	29 廿二	30 廿三								

23

2018 年 11 月
星期五
农历十月十六

24

2018 年 11 月
星期六
农历十月十七

腰痛难耐，按揉有方

方　　法：按揉腰部。

使用说明：

1. 双手在左右腰部作上下按揉，每次 5 ~ 10 分钟。

2. 双手半握拳，在腰部两侧凹陷处轻叩击，力量均匀，每次叩 2 分钟。

3. 两腿齐肩宽站立，两手背放背部沿腰两侧肌肉上下按摩 100 次，以腰部发热为止。

4. 按脊柱，左右手拇指交叠，以拇指罗纹面着力，自大椎穴向下依次按揉脊柱骨至尾椎端 3 ~ 5 遍。

5. 双手叉在腰部，两腿分开与肩宽，腰部放松，呼吸均匀，做前后左右旋转摇动，开始旋转幅度宜小，逐渐加大，一般旋转 80 ~ 100 次。

俗话说，不通则痛。经络不通畅，气血瘀滞则会疼痛，严重者可见腰部色素沉着，颜色发乌发黑。此按摩法可舒筋活血，改善局部气血，减轻瘀滞。

周日	周一	周二	周三	周四	周五	周六	周日	周一	周二	周三	周四	周五	周六	周日	周一	周二	周三	周四	周五	周六
				1	2	3	4	5	6	7	8	9	10	11	12	13	14	15	16	17
				廿四	廿五	廿六	廿七	廿八	廿九	立冬	10月小	初二	初三	初四	初五	初六	初七	初八	初九	初十
18	19	20	21	22	23	24	25	26	27	28	29	30								
十一	十二	十三	十四	小雪	十六	十七	十八	十九	二十	廿一	廿二	廿三								

25

2018 年 11 月

星期日

农历十月十八

26

2018 年 11 月

星期一

农历十月十九

宝宝尿少，箕门来找

方　　法：推箕门、拿箕门穴。

穴位定位：箕门穴，位于大腿内侧，膝盖上缘至腹股沟成一直线，属小儿推拿的特定穴，穴呈线状。

使用说明：

方法一：推箕门穴，施治者以食指、中指罗纹面着力，自宝宝膝盖内侧上缘向上直推至腹股沟处 150 ~ 300 次。

方法二：拿箕门穴，以拇指与食指、中指相对着力，提拿该处肌筋 5 次。

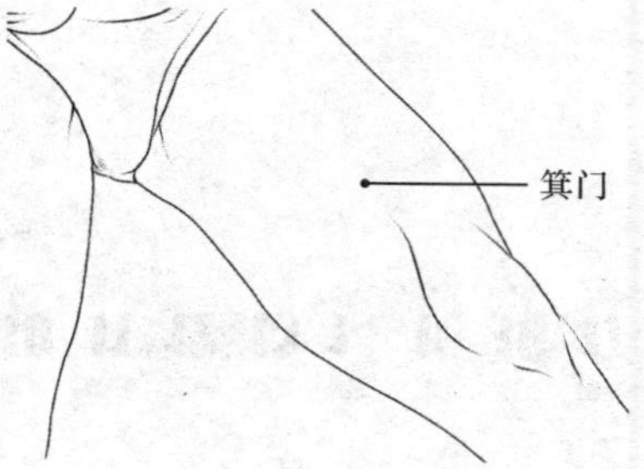

推、拿的方向不同，会产生不同的效果：治疗尿闭自上往下推或拿；治疗水泻无尿，则自下向上推。

宝宝排尿困难，小便量少，点滴而出，这是中医癃闭的症状。癃闭是由于肾和膀胱气化失司所致。箕门穴具有利尿、清热的作用，常用于治疗癃闭、小便艰涩不利、色黄赤、尿闭、水泻及该处痿软无力等病症。推箕门穴性平和，有较好的利尿作用。

11/NOV 2018

周日	周一	周二	周三	周四	周五	周六	周日	周一	周二	周三	周四	周五	周六	周日	周一	周二	周三	周四	周五	周六
				1 廿四	2 廿五	3 廿六	4 廿七	5 廿八	6 廿九	7 立冬	8 10月小	9 初二	10 初三	11 初四	12 初五	13 初六	14 初七	15 初八	16 初九	17 初十
18 十一	19 十二	20 十三	21 十四	22 小雪	23 十六	24 十七	25 十八	26 十九	27 二十	28 廿一	29 廿二	30 廿三								

27

2018 年 11 月

星期二

农历十月二十

28

2018 年 11 月

星期三

农历十月廿一

清热泻火，小儿推脊

方　　法： 推脊柱。

穴位定位： 脊柱，在后正中线上，自第1胸椎（大椎穴）至尾椎端（龟尾穴）成一直线。

使用说明： 患者俯卧，施治者以食指、中指罗纹面着力，自上而下在脊柱穴上作直推法100～200次。

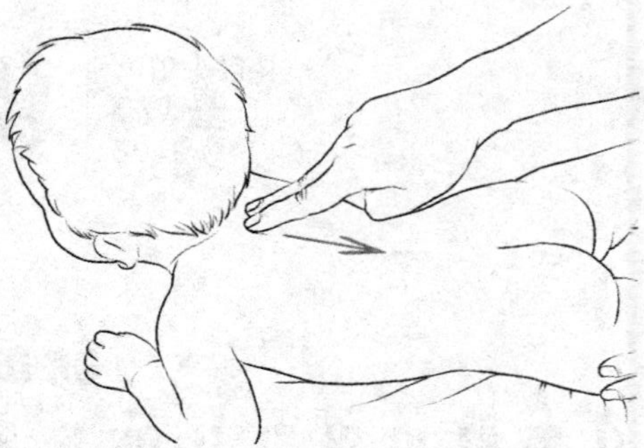

推脊柱具有调整阴阳、调理脏腑、疏通气血经络的作用，常用于治疗发热、惊风、夜啼、疳积、腹泻、腹痛、呕吐、便秘以及五脏六腑虚弱性疾病，还常用于脊柱偏歪的诊断。脊柱穴属督脉循行路线，督脉循脊柱，入脑，联系肾，与肾之元阳相通，总督一身之阳气，又入脑治疗神志病。推脊柱自上而下，有清热泻火的作用，多与清天河水、推六腑等相配合，用于治疗发热，惊风、抽搐、夜啼等病症。

11/NOV 2018

周日	周一	周二	周三	周四	周五	周六	周日	周一	周二	周三	周四	周五	周六	周日	周一	周二	周三	周四	周五	周六
				1	2	3	4	5	6	7	8	9	10	11	12	13	14	15	16	17
				廿四	廿五	廿六	廿七	廿八	廿九	立冬	10月小	初二	初三	初四	初五	初六	初七	初八	初九	初十
18	19	20	21	22	23	24	25	26	27	28	29	30								
十一	十二	十三	十四	小雪	十六	十七	十八	十九	二十	廿一	廿二	廿三								

29

2018 年 11 月
星期四
农历十月廿二　　感恩节

30

2018 年 11 月
星期五
农历十月廿三

便秘腹泻，推七节骨

方　　法：推七节骨。

穴位定位：七节骨，命门（督脉穴，第 2 腰椎下凹陷中）穴至尾椎骨端（督脉长强穴）成一直线。

使用说明：推七节骨，有推上七节骨与推下七节骨之分。患儿俯卧位，术者以拇指罗纹面桡侧或食、中两指罗纹面着力，自下向上作直推法 100 次，称推上七节骨；若自上向下作直推法 100 次，称推下七节骨。

推上七节骨可温阳止泻，推下七节骨则泻热通便。推上七节骨多用于治疗虚寒腹泻或久痢等病症，临床上与按揉百会、揉肾俞、揉气海、揉丹田等相配合，还可用于治疗气虚下陷导致的遗尿、脱肛等病症。推上七节骨与推下七节骨作用相反，推下七节骨可泻下焦肠道积热，多用于治疗肠热便秘或痢疾等病症。

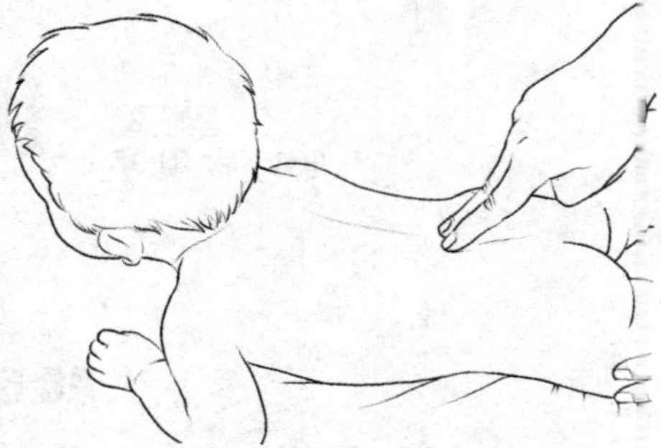

12/DEC 2018

周日	周一	周二	周三	周四	周五	周六	周日	周一	周二	周三	周四	周五	周六	周日	周一	周二	周三	周四	周五	周六
						1 廿四	2 廿五	3 廿六	4 廿七	5 廿八	6 廿九	7 大雪	8 初二	9 初三	10 初四	11 初五	12 初六	13 初七	14 初八	15 初九
16 初十	17 十一	18 十二	19 十三	20 十四	21 十五	22 冬至	23 十七	24 十八	25 圣诞节	26 二十	27 廿一	28 廿二	29 廿三	30 廿四	31 廿五					

1

2018 年 12 月

星期六

农历十月廿四

2

2018 年 12 月

星期日

农历十月廿五

手脚冰凉，激发阳气

方　　法：点按阳池穴。

穴位定位：阳池穴，在腕后侧，腕背侧横纹上，指伸肌腱的尺侧缘凹陷中。

使用说明：中指点于阳池穴，缓缓向下用力。刺激阳池穴要慢慢进行，时间要长，力度要缓。

手脚冰凉，中医认为是三方面因素导致的：首先是阳气不足——人体是阴血和阳气平衡的整体，在阴阳平衡的情况下是健康的，如果一方下降，人就会有不良的反应。怕冷其实是“阳虚生内寒”的结果；其次是由于人体血虚、血运不畅所导致；第三，冬季是阳气内伏的季节，相对躯干而言，手足位于人体的末端，中医称其为“四末”。冬季“阳气内守，不达四末”，所以容易出现手足冰凉。阳池穴就像身体上的小太阳，是支配全身血液循环及激素分泌的重要穴位。刺激这一穴位，可迅速畅通血液循环，平衡激素分泌，暖和身体，进而消除发冷症。

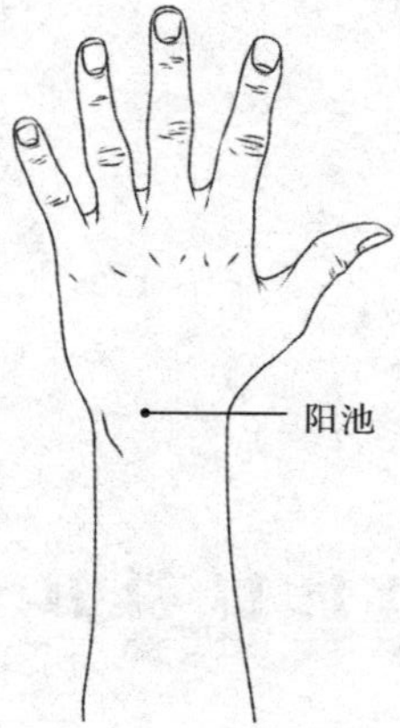

12/DEC 2018

周日	周一	周二	周三	周四	周五	周六	周日	周一	周二	周三	周四	周五	周六	周日	周一	周二	周三	周四	周五	周六
						1	2	3	4	5	6	7	8	9	10	11	12	13	14	15
						廿四	廿五	廿六	廿七	廿八	廿九	大雪	初二	初三	初四	初五	初六	初七	初八	初九
16	17	18	19	20	21	22	23	24	25	26	27	28	29	30	31					
初十	十一	十二	十三	十四	十五	冬至	十七	十八	圣诞节	二十	廿一	廿二	廿三	廿四	廿五					

3

2018 年 12 月

星期一

农历十月廿六

4

2018 年 12 月

星期二

农历十月廿七

自我按摩法，甩掉“蝴蝶袖”

方　　法： 相关部位推拿法。

使用说明：

1. 以手掌包住肩头，做环绕摩擦动作，反复数次。

2. 由耳后起，沿发根至肩再到肘，以指腹做螺旋形按揉。

3. 推擦上肢内外侧：右手掌自上而下推擦左上肢内侧 20 次，再自上而下推擦左上肢外侧 2C 次；然后换左手以同样方法推擦右侧。

每晚睡前一遍，每次自我按摩 10 分钟以上。需注意饭后 1 小时内不宜按摩。

蝴蝶袖是指上臂后方松垮下垂的一片肌肉。蝴蝶袖正好位于肱三头肌的位置，因为肌肉面积大、利用机会少，若非特别加强练习，即使是瘦人也难免为其所苦。肱三头肌、肱二头肌和肩胛骨连成一个系统，针对肱三头肌做训练，可以带动整个上臂、肩膀和背部，除去赘肉，使颈肩部及上臂更为舒展、光华、结实，告别蝴蝶袖。

12/DEC 2018

周日	周一	周二	周三	周四	周五	周六	周日	周一	周二	周三	周四	周五	周六	周日	周一	周二	周三	周四	周五	周六
						1 廿四	2 廿五	3 廿六	4 廿七	5 廿八	6 廿九	7 大雪	8 初二	9 初三	10 初四	11 初五	12 初六	13 初七	14 初八	15 初九
16 初十	17 十一	18 十二	19 十三	20 十四	21 十五	22 冬至	23 十七	24 十八	25 圣诞节	26 二十	27 廿一	28 廿二	29 廿三	30 廿四	31 廿五					

5

2018 年 12 月
星期三
农历十月廿八

6

2018 年 12 月
星期四
农历十月廿九

活血化瘀，减少皱纹

方　　法：点揉足三里、血海、曲池、三阴交穴。

穴位定位：足三里穴，见 4 页；曲池穴，见 184 页；血海穴，见 160 页；三阴交穴，见 20 页。

使用说明：以点揉法用力点揉诸穴，会有明显的酸麻胀感和放散感。点按 1 分钟后可略放松，改点为揉，1 分钟后再施点法，如此反复 3 ~ 5 次。

常常听说“心烦长皱纹”，烦心事太多，时间长了肝气郁结，血行不畅，经脉受阻，不能滋养全身，肌肤自然得不到营养，皱纹也就出现了。点按足三里、曲池、血海、三阴交穴，可以活血化瘀，减少皱纹。足三里属于足阳明胃经，阳明主面，中医认为，脾胃为后天之本、气血生化的源头，故此穴有补益后天、强壮脾胃之功。曲池能清热消肿、散风止痒、调和营血。血海穴调理气血。三阴交是脾、肝、肾三条经脉交会之处，重点点揉此穴可以通畅三经、益气养颜。

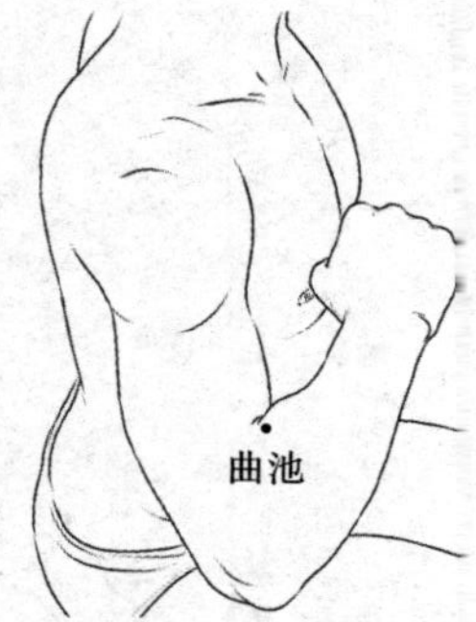

12/DEC 2018

周日	周一	周二	周三	周四	周五	周六	周日	周一	周二	周三	周四	周五	周六	周日	周一	周二	周三	周四	周五	周六
						1 廿四	2 廿五	3 廿六	4 廿七	5 廿八	6 廿九	7 大雪	8 初二	9 初三	10 初四	11 初五	12 初六	13 初七	14 初八	15 初九
16 初十	17 十一	18 十二	19 十三	20 十四	21 十五	22 冬至	23 十七	24 十八	25 圣诞节	26 二十	27 廿一	28 廿二	29 廿三	30 廿四	31 廿五					

7

2018 年 12 月
星期五
农历十一月初一　　大雪

8

2018 年 12 月
星期六
农历十一月初二

两穴一官，保护脑血管

方　　法：压人迎穴、掐太冲穴、搓两耳。

穴位定位：人迎穴，仰头的时候，在喉结外侧大约 3 厘米动脉搏动处，胸锁乳突肌前缘；太冲穴，见 32 页。

使用说明：

1. 压人迎：双手拇指在人迎穴压迫移动，先轻后重，向下压迫人迎穴，缓缓加力，手下感到脉搏跳动时停留 3 秒钟，如此重复 5 次，局部有酸胀感向内传导为佳。

2. 掐太冲：用拇指指尖用力在太冲穴掐按，直到有酸疼的感觉为止。

3. 搓两耳：用拇指和食指分别来回捻搓两耳的轮廓，范围越大越好，直至全耳发热。

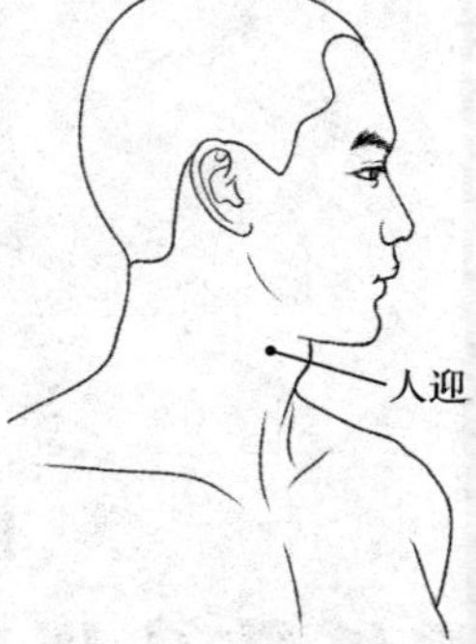

人迎穴可双向调节血压，高者降，低者升。太冲穴可降血压，防中风。搓两耳能提神醒脑、延年益寿。

周日	周一	周二	周三	周四	周五	周六	周日	周一	周二	周三	周四	周五	周六	周日	周一	周二	周三	周四	周五	周六
						1	2	3	4	5	6	7	8	9	10	11	12	13	14	15
						廿四	廿五	廿六	廿七	廿八	廿九	大雪	初二	初三	初四	初五	初六	初七	初八	初九
16	17	18	19	20	21	22	23	24	25	26	27	28	29	30	31					
初十	十一	十二	十三	十四	十五	冬至	十七	十八	圣诞节	二十	廿一	廿二	廿三	廿四	廿五					

9

2018 年 12 月
星期日
农历十一月初三

10

2018 年 12 月
星期一
农历十一月初四

治心三穴，宁心安神

方　　法： 拨极泉，压内关，点神门穴。

穴位定位： 极泉穴，腋窝顶端即是极泉穴；内关穴，见 80 页。神门穴，见 126 页。

使用说明：

1. 拨极泉：右手食、中两指并拢，深入左侧腋窝内，在腋窝的正中处，用力向上顶，并来回横向拨动，会感觉到明显的酸麻感，并向肩背胸等处放散。

2. 压内关：一手大拇指按在内关穴上，食指按在对侧外关穴处，相对用力，旋转式按压，有酸胀感为好，连续 1~2 分钟，然后换手操作。

3. 点神门：一手拇指指尖放在神门穴上，用力点揉 5 分钟，然后换手操作。每天一次，最好在睡觉前进行。

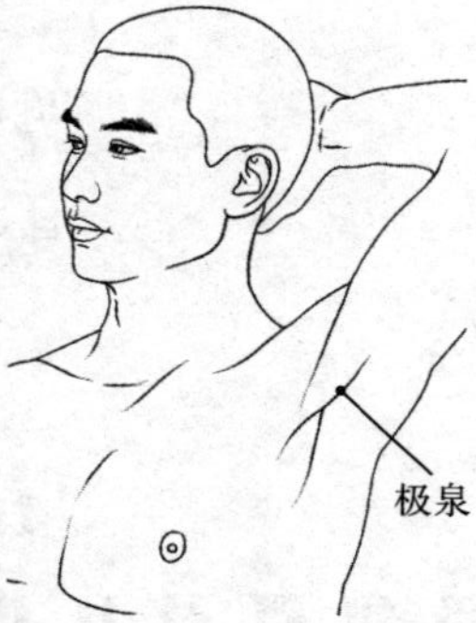

拨极泉穴可快速缓解心悸，预防心梗（左侧效果好于右侧）。压内关穴，宽胸理气、益气安神。点神门穴，宁心安神、降压止痛。

12/DEC 2018

周日	周一	周二	周三	周四	周五	周六	周日	周一	周二	周三	周四	周五	周六	周日	周一	周二	周三	周四	周五	周六
						1 廿四	2 廿五	3 廿六	4 廿七	5 廿八	6 廿九	7 大雪	8 初二	9 初三	10 初四	11 初五	12 初六	13 初七	14 初八	15 初九
16 初十	17 十一	18 十二	19 十三	20 十四	21 十五	22 冬至	23 十七	24 十八	25 圣诞节	26 二十	27 廿一	28 廿二	29 廿三	30 廿四	31 廿五					

11

2018 年 12 月

星期二

农历十一月初五

12

2018 年 12 月

星期三

农历十一月初六

耳尖刺血，紧急降压

方　　法：耳尖穴刺血。

穴位定位：将外耳廓纵向对折，最高处即为耳尖穴。

使用说明：将耳朵沿纵轴对折，在耳尖穴快速进针，挤压放血。放血时应注意血色的变化，颜色淡红即可。

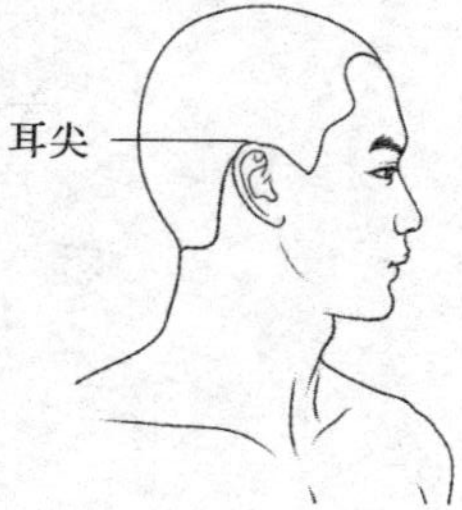

冬季天气寒冷，寒主收引，身体血管因寒而收缩，导致血压升高，对本就血压偏高的患者来说非常不利。当您或您的家人血压突然升高时，可马上施行耳尖刺血或掐耳尖的方法，以帮助降压。血压升高，不论是因阳亢于上，还是阴亏阳亢，即不论是因实还是因虚，均可以刺激耳尖而清头面之热，起到降压作用。耳尖刺血这个方法既可以降压，还适用于任何情况下的发热，有较明显的退热作用。耳尖为经外奇穴，擅清头面之热，如面红目赤、头晕目眩、耳鸣耳痒、发热痤疮、多梦烦躁等症状。

12/DEC 2018

周日	周一	周二	周三	周四	周五	周六	周日	周一	周二	周三	周四	周五	周六	周日	周一	周二	周三	周四	周五	周六
						1	2	3	4	5	6	7	8	9	10	11	12	13	14	15
						廿四	廿五	廿六	廿七	廿八	廿九	大雪	初二	初三	初四	初五	初六	初七	初八	初九
16	17	18	19	20	21	22	23	24	25	26	27	28	29	30	31					
初十	十一	十二	十三	十四	十五	冬至	十七	十八	圣诞节	二十	廿一	廿二	廿三	廿四	廿五					

13

2018 年 12 月

星期四

农历十一月初七

14

2018 年 12 月

星期五

农历十一月初八

胸闷气短，膻中来管

方　　法：擦膻中，按揉膻中穴。

穴位定位：膻中穴，位于人体两侧乳头之间，胸部正中线上，这里是人体内宗气所会聚的重要部位，所以通过刺激膻中穴可以达到调节全身气的运动状态的功能。

使用说明：

方法一：将掌根置于胸前膻中穴的位置，稍用力按下，轻轻揉动 5 ~ 10 分钟，有助于调畅人体气机，缓解胸闷气短症状。

方法二：双手合十，将双掌大鱼际置于膻中穴上，上下擦动，以胸部局部发热发胀为度。

很多人在过度劳累后，都有胸口憋闷、气短、喘不上气的情况发生。胸闷气短大多由郁闷、心情不舒畅等负面情绪引起，悲伤、烦恼的情绪时常令人感到胸闷气短。按揉膻中穴，可以让你的呼吸畅快起来。此外，手太阴肺经的循行是经过手的大鱼际而到达大拇指的，所以在做此动作的同时，也相当于按揉了大鱼际，刺激、调整了肺的功能，有利于更好地宽胸理气，缓解胸闷、气短等症状。

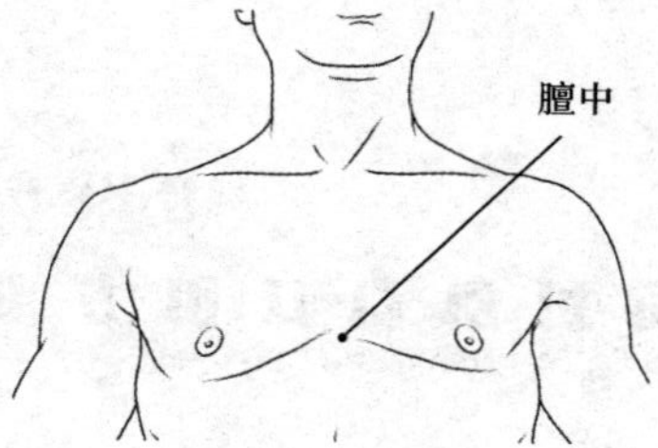

12/DEC 2018

周日	周一	周二	周三	周四	周五	周六	周日	周一	周二	周三	周四	周五	周六	周日	周一	周二	周三	周四	周五	周六
						1 廿四	2 廿五	3 廿六	4 廿七	5 廿八	6 廿九	7 大雪	8 初二	9 初三	10 初四	11 初五	12 初六	13 初七	14 初八	15 初九
16 初十	17 十一	18 十二	19 十三	20 十四	21 十五	22 冬至	23 十七	24 十八	25 圣诞节	26 二十	27 廿一	28 廿二	29 廿三	30 廿四	31 廿五					

15

2018 年 12 月
星期六
农历十一月初九

16

2018 年 12 月
星期日
农历十一月初十

慢性腹泻，艾灸神阙

方　　法：灸神阙穴。

穴位定位：神阙穴，位于脐窝之中央。

使用说明：在脐窝中央放入青盐，上置一姜片（姜提前用针扎数孔），将艾绒捏成圆锥状艾柱，点燃置于姜片上，灸3～5炷即可。

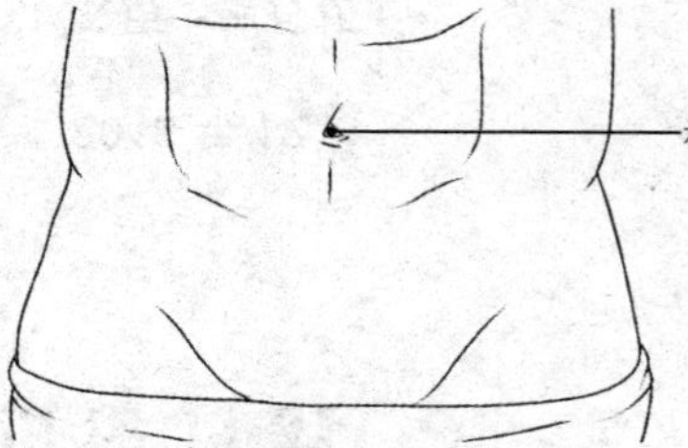

慢性泄泻，发病势缓，病程较长，多由急性泄泻演变而来，便泻次数较少。神阙主治腹痛、肠鸣、中风脱证、脱肛、泄泻不止等。脐是胎儿从母体吸收营养的途径，向内连着人身的真气真阳，又有冲、任、带脉通过，联系五脏六腑，可以通过刺激神阙穴调整全身。而肝、脾、胃、肾四经都经过腹部，神阙居于腹部中央，上应后天脾胃，下应先天肝肾，可通和上下，分理阴阳，充实五脏，使诸邪自出。所以，艾灸神阙可用于各种类型的慢性泄泻。

12/DEC 2018

周日	周一	周二	周三	周四	周五	周六	周日	周一	周二	周三	周四	周五	周六	周日	周一	周二	周三	周四	周五	周六
						1 廿四	2 廿五	3 廿六	4 廿七	5 廿八	6 廿九	7 大雪	8 初二	9 初三	10 初四	11 初五	12 初六	13 初七	14 初八	15 初九
16 初十	17 十一	18 十二	19 十三	20 十四	21 十五	22 冬至	23 十七	24 十八	25 圣诞节	26 二十	27 廿一	28 廿二	29 廿三	30 廿四	31 廿五					

17

2018 年 12 月
星期一
农历十一月十一

18

2018 年 12 月
星期二
农历十一月十二

内伤咳嗽，中府来治

方　　法：按压中府穴。

穴位定位：中府穴，位于胸前壁外上方，前正中线旁开 6 寸，平第 1 肋间隙处。

使用说明：用拇指按住中府穴，逐渐用力深按，保持 10 秒，然后松开，一压一松为一个循环，一次按摩 100 下。也可采用按揉的方法，将一侧穴位的手臂抬起，用另一手的食中指指腹置于中府穴上，以穴位为中心，保持一定的力度，轻柔地旋转按压，每次按压可以先顺时针按压 100 次，再逆时针按 100 次，两侧中府穴都要按到，每天 2 ~ 3 次。还可以配合扩胸运动进行点按，用两手的食中指指腹按压同侧的中府穴，再转动胳膊做扩胸运动，这样点按的手不动也能起到相应的点按作用。坚持规律按压，你会发现咳嗽、哮喘症状会有明显的改善。注意中府穴按摩时用力不宜过大，以免伤及肺脏。

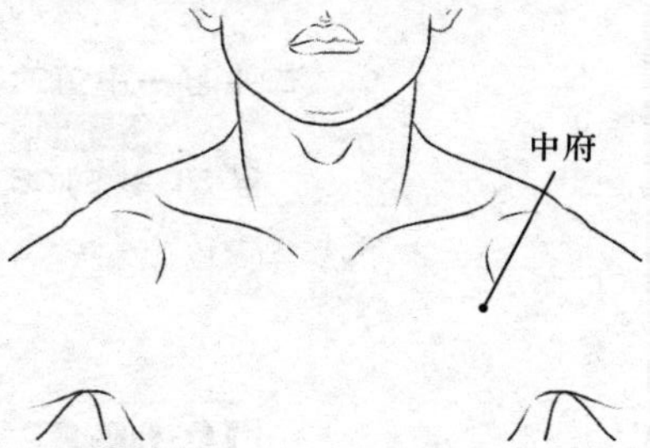

12/DEC 2018

周日	周一	周二	周三	周四	周五	周六	周日	周一	周二	周三	周四	周五	周六	周日	周一	周二	周三	周四	周五	周六
						1 廿四	2 廿五	3 廿六	4 廿七	5 廿八	6 廿九	7 大雪	8 初二	9 初三	10 初四	11 初五	12 初六	13 初七	14 初八	15 初九
16 初十	17 十一	18 十二	19 十三	20 十四	21 十五	22 冬至	23 十七	24 十八	25 圣诞节	26 二十	27 廿一	28 廿二	29 廿三	30 廿四	31 廿五					

19

2018 年 12 月

星期三

农历十一月十三

20

2018 年 12 月

星期四

农历十一月十四

艾灸身柱，强健体魄

方　　法：灸身柱穴。

穴位定位：身柱穴，位于第 3 胸椎棘突下凹陷中。

使用说明：点燃艾条的一端，以点火端置于穴位上，距离皮肤 2 ~ 3 厘米，进行温和灸，每次每穴灸 10 ~ 15 分钟。

冬至，阴极阳生，所谓一阳生，是进行艾灸贴敷，促进阳气升发的好时节，而最适合在冬至这一天艾灸的穴位，当属身柱穴。身柱穴，身，身体也；柱，支柱也。该穴名意指督脉气血在此吸热后化为强劲饱满之状，临床可以治疗咳嗽、喘息，以及脊背强痛。

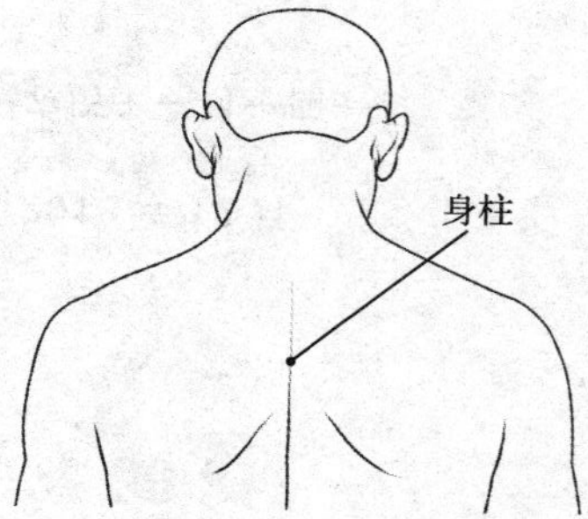

12/DEC 2018

周日	周一	周二	周三	周四	周五	周六	周日	周一	周二	周三	周四	周五	周六	周日	周一	周二	周三	周四	周五	周六
						1	2	3	4	5	6	7	8	9	10	11	12	13	14	15
						廿四	廿五	廿六	廿七	廿八	廿九	大雪	初二	初三	初四	初五	初六	初七	初八	初九
16	17	18	19	20	21	22	23	24	25	26	27	28	29	30	31					
初十	十一	十二	十三	十四	十五	冬至	十七	十八	圣诞节	二十	廿一	廿二	廿三	廿四	廿五					

21

2018 年 12 月

星期五

农历十一月十五

22

2018 年 12 月

星期六

农历十一月十六　　冬至

眼睛疼痛，睛明、四白

方　　法：点睛明、四白穴。

穴位定位：睛明穴，在面部，目内眦上方眶内侧壁凹陷中；四白穴，在面部，瞳孔直下眶下孔处。

使用说明：

1. 点睛明穴：轻轻闭目，双手握空拳，拇指翘立，以指尖点于内侧眼角内上方凹陷处，稍用力，以穴位酸胀为度，持续1分钟，放松10秒钟后再重复点按，反复3～5次，有助于缓解眼睛疲劳症状。

2. 点四白穴：用食指点按四白穴，配合闭目养神，可以迅速缓解眼睛酸痛。

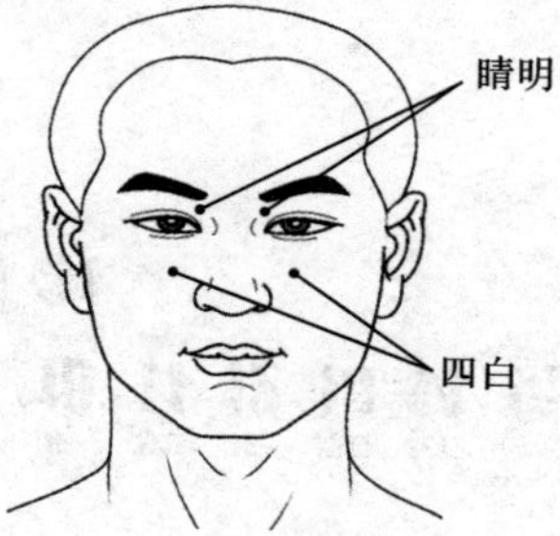

视物恍惚、眼睛疼痛、眼内充血，这些都是用眼过度的表现。眼睛也是心灵的“窗户”，眼睛疲劳的同时，也能导致烦躁、头晕、头疼等精神、身体上的疲劳。按摩睛明、四白穴，可以轻松战胜眼疲劳。

12/DEC 2018

周日	周一	周二	周三	周四	周五	周六	周日	周一	周二	周三	周四	周五	周六	周日	周一	周二	周三	周四	周五	周六
						1 廿四	2 廿五	3 廿六	4 廿七	5 廿八	6 廿九	7 大雪	8 初二	9 初三	10 初四	11 初五	12 初六	13 初七	14 初八	15 初九
16 初十	17 十一	18 十二	19 十三	20 十四	21 十五	22 冬至	23 十七	24 十八	25 圣诞节	26 二十	27 廿一	28 廿二	29 廿三	30 廿四	31 廿五					

23

2018 年 12 月

星期日

农历十一月十七

24

2018 年 12 月

星期一

农历十一月十八　　平安夜

小儿退烧，指推六腑

方　　法： 推六腑穴。

穴位定位： 六腑穴，在前臂尺侧，自肘关节至腕横纹呈一条直线。

使用说明： 操作前可先涂抹鲜葱汁于穴区，再用拇指面或食、中指面自肘推向腕，称推六腑。动作宜和缓、均匀，每次推300次。

小儿发热多数情况是身体和入侵病原作战的一种保护性反应，是人体正在发动免疫系统抵抗感染的一个过程。发热早期除了采取物理降温，还可以配合一些小儿推拿。鲜葱汁即以鲜葱白汁加清水。葱白辛、温，可解表、发汗、通阳、利水。六腑是退烧的奇穴，可清热、凉血解毒，用于一切实热病证，如高热、烦渴、惊风、咽痛、腮腺炎、大便秘结等，可与清肺经、清心经、清肝经、推脊等穴合用。当然，38.5℃以上的宝宝还是建议去医院及时就医。

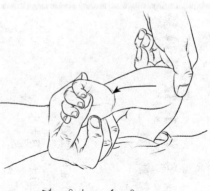

12/DEC 2018

周日	周一	周二	周三	周四	周五	周六	周日	周一	周二	周三	周四	周五	周六	周日	周一	周二	周三	周四	周五	周六
						1 廿四	2 廿五	3 廿六	4 廿七	5 廿八	6 廿九	7 大雪	8 初二	9 初三	10 初四	11 初五	12 初六	13 初七	14 初八	15 初九
16 初十	17 十一	18 十二	19 十三	20 十四	21 十五	22 冬至	23 十七	24 十八	25 圣诞节	26 二十	27 廿一	28 廿二	29 廿三	30 廿四	31 廿五					

25

2018 年 12 月

星期二

农历十一月十九　　圣诞节

26

2018 年 12 月

星期三

农历十一月二十

哮喘要穴，掌小横纹

方　　法：揉掌小横纹。

穴位定位：掌小横纹位于掌面小指根下，尺侧掌纹头。

使用说明：用中指或食指按揉掌小横纹，操作 100 ~ 500 次。

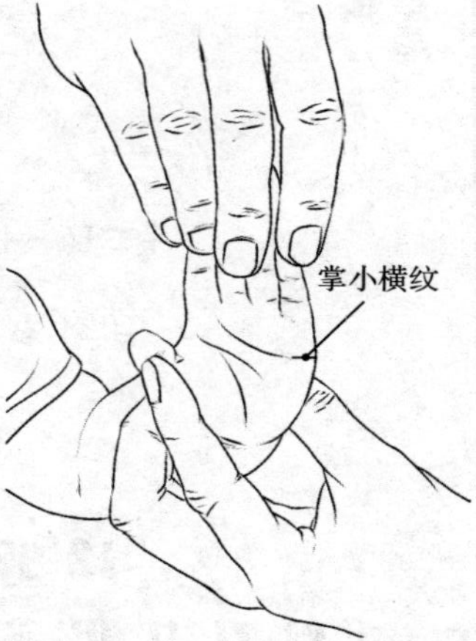

哮喘急性发作时表现为气促喘急、喉中痰鸣等，是邪实为主的标证，应宣肺、祛邪、降气化痰而达到定喘、控制症状的目的。缓解期则表现出面色白、鼻梁青筋、食欲不振、喉间有痰鸣声等肺脾两虚的本证，应调理脾胃，改善消化吸收功能，增强抵抗外邪的能力，扶正培本，以求减少发作。掌小横纹具有清热散结、化痰止咳的作用。常用于痰热喘咳、口舌生疮、顿咳、流涎等症，为治疗百日咳、肺炎、哮喘的要穴，对婴儿流涎剧烈者，亦有良效。

12 DEC 2018

周日	周一	周二	周三	周四	周五	周六	周日	周一	周二	周三	周四	周五	周六	周日	周一	周二	周三	周四	周五	周六
						1 廿四	2 廿五	3 廿六	4 廿七	5 廿八	6 廿九	7 大雪	8 初二	9 初三	10 初四	11 初五	12 初六	13 初七	14 初八	15 初九
16 初十	17 十一	18 十二	19 十三	20 十四	21 十五	22 冬至	23 十七	24 十八	25 圣诞节	26 二十	27 廿一	28 廿二	29 廿三	30 廿四	31 廿五					

27

2018 年 12 月

星期四

农历十一月廿一

28

2018 年 12 月

星期五

农历十一月廿二

颈肩腕痛，艾灸痛点

方　　法：艾灸阿是穴。

穴位定位：在肩、背、手臂找准压痛点或有痉挛、硬结、条索处为阿是穴。

使用说明：点燃艾条后熏灸各个阿是穴，再配和风池、合谷、外关、后溪、曲池穴等，每穴灸10～15分钟。

阿是穴又称天应穴、不定穴、压痛点等，即《灵枢·经筋》所说的“以痛为输”，意思是根据痛的部位来定穴。这是针灸取穴的初级形式，属于腧穴发展的最初阶段。它既无具体的穴名，又无固定的位置。这种穴，临床上多用于治疗疼痛性病症。中医认为，颈肩腕痛的产生主要是由于感受风寒或过度疲劳，使气血运行不畅，经络不通，不通则痛。

12/DEC 2018

周日	周一	周二	周三	周四	周五	周六	周日	周一	周二	周三	周四	周五	周六	周日	周一	周二	周三	周四	周五	周六
						1	2	3	4	5	6	7	8	9	10	11	12	13	14	15
						廿四	廿五	廿六	廿七	廿八	廿九	大雪	初二	初三	初四	初五	初六	初七	初八	初九
16	17	18	19	20	21	22	23	24	25	26	27	28	29	30	31					
初十	十一	十二	十三	十四	十五	冬至	十七	十八	圣诞节	二十	廿一	廿二	廿三	廿四	廿五					

29

2018 年 12 月
星期六
农历十一月廿三

30

2018 年 12 月
星期日
农历十一月廿四

交通心肾，摩擦涌泉

方　　法： 擦涌泉穴。

穴位定位： 涌泉穴在足底，屈足卷趾时足心凹陷中。

使用说明： 左手握左脚，将右手手心对准左脚脚心，进行快速的摩擦，使手脚心产生温热的感觉，持续摩擦5～6分钟，然后交换摩擦另一只脚，如此这样交替摩擦10次左右。

本法一方面，利用摩擦本身对手心、脚心的刺激，来调节肾经、心包经经气的运行，达到促进气血运行、疏通经络的作用；另一方面，因为摩擦带来的温热感觉可以渗透到穴位的内部，就可以起到温通经脉、温补肾阳的作用，对肾阳有鼓舞、资助的功效；第三，掌心和脚心相对摩擦，脚心连通的是肾经，手心连通的是心包经，如此，就可以对这两条经脉的气血运行进行调节，达到交通心肾的目的。

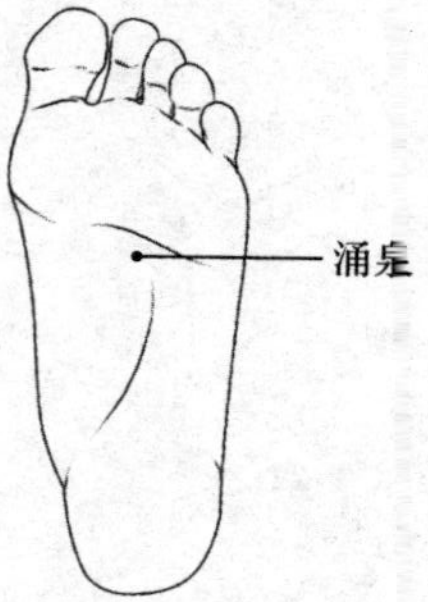

12/DEC 2018

周日	周一	周二	周三	周四	周五	周六	周日	周一	周二	周三	周四	周五	周六	周日	周一	周二	周三	周四	周五	周六
						1 廿四	2 廿五	3 廿六	4 廿七	5 廿八	6 廿九	7 大雪	8 初二	9 初三	10 初四	11 初五	12 初六	13 初七	14 初八	15 初九
16 初十	17 十一	18 十二	19 十三	20 十四	21 十五	22 冬至	23 十七	24 十八	25 圣诞节	26 二十	27 廿一	28 廿二	29 廿三	30 廿四	31 廿五					

31

2018 年 12 月

星期一

农历十一月廿五

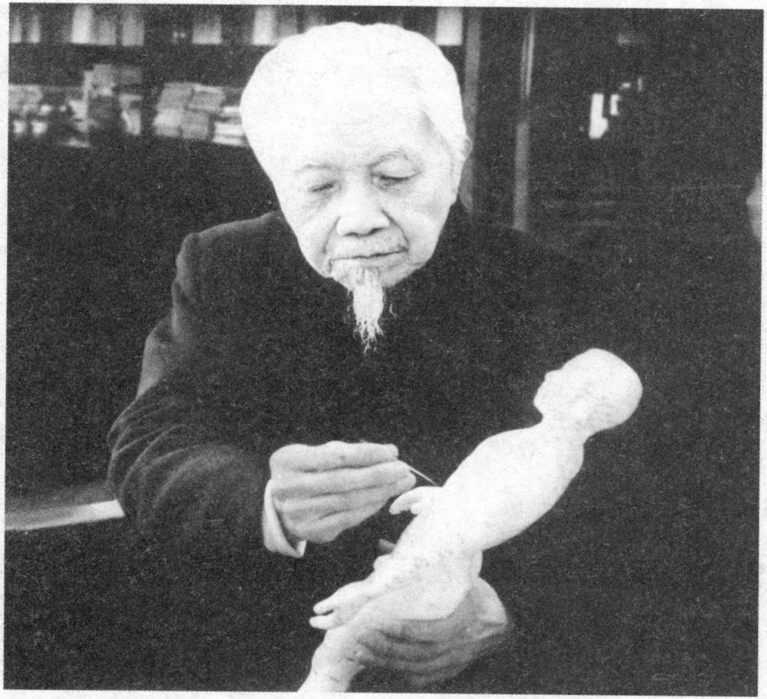

程莘农（1921—2015），男，号希伊。中国中医科学院研究员、主任医师、博士研究生导师、针灸学科首席专家，首批国医名师、国医大师，中国工程院院士，中央文史馆馆员，中国著名针灸学专家，享受国务院政府特殊津贴，国家攀登计划之“经络的研究”项目首席科学家，北京国际针灸培训中心主任，世界针灸学会联合会、中国针灸学会学术顾问，第六、七、八届全国政协委员。人类非遗“中医针灸”项目代表性传承人。

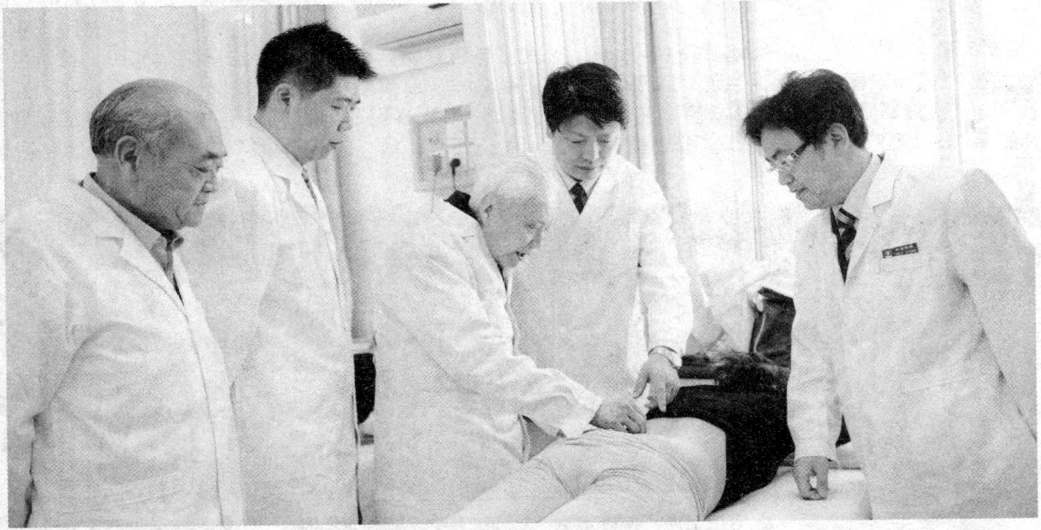

以国医大师程莘农院士为代表性传承人的程氏针灸，源自名医辈出的江苏淮安，形成于古都南京，后传承于北京、上海等地，迄今已逾百年历史，延续五代，传承弟子近百人，接受过短期培训者数以万计，遍布世界各地，是近代针灸重要的学术流派。

图为90岁高龄的程莘农院士仍坚持在针灸医院临床带教传承示范针刺手法。（左一长子程红锋，左二长孙程凯，中间是国医大师程莘农院士，右二是传承博士后杨金生，右一为博士王宏才）

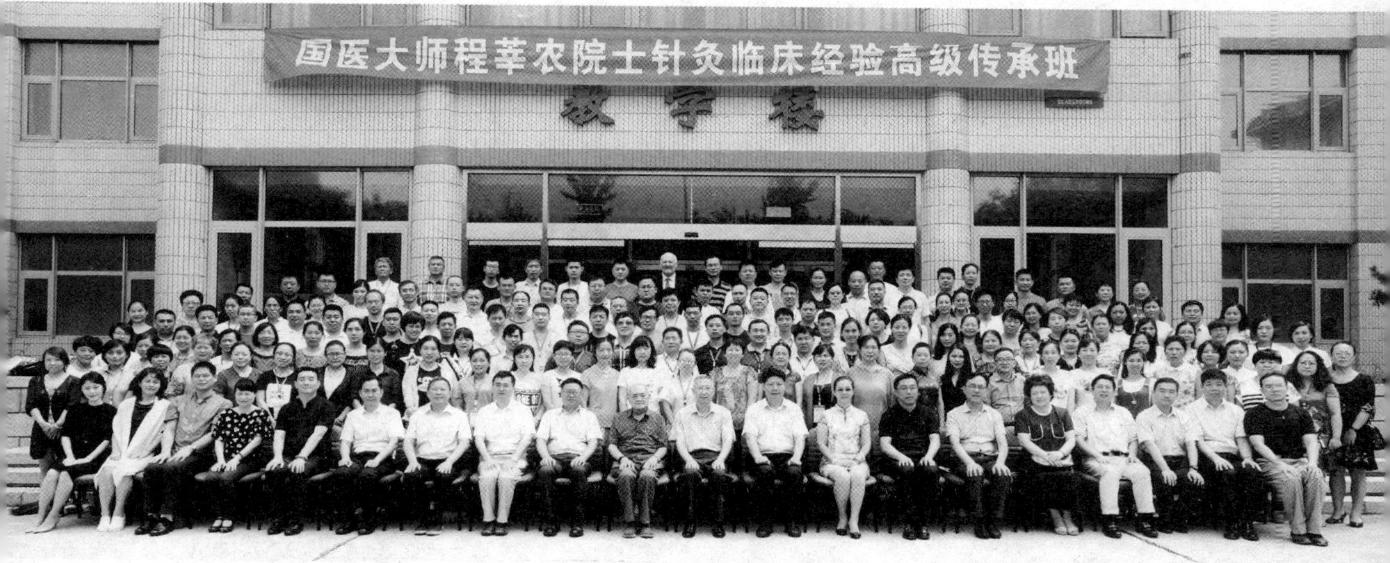

程氏针灸将“缘理辨证、据证立法、依法定方、明性配穴、循章施术”五大环节融汇统一，强调经络辨证使诊断选穴正确，明晰穴性理论使组方用穴准确，创新“天人地”三才层次针法使临床刺穴精确，并形成了“调形以调气，调气以调神”的诊疗体系。围绕核心学术思想和临床技法，近年来，承担国家中医药管理局重点继续教育项目“国医大师程莘农针灸临床经验高级传承班”，并在全球范围内开设了“三才针法与穴性临床”精品传承系列课程。

图为 2017 年 8 月于北京举行的“国医大师程莘农院士针灸临床经验高级传承培训班”合影。